SALVESTROLES

LA DEFENSA DE LA NATURALEZA

CONTRA EL CÁNCER

Vínculos entre dieta y cáncer

Brian A. Schaefer

Salvestrol ® es una marca registrada de Salvestrol Natural Products Ltd.

ISBN 978-1480253667

La foto de portada - © candysp - Fotolia.com

Diseño de Libro - SpicaBookDesign (www.spicabookdesign.com)

Publicado en Canadá por Clinical Intelligence Corp.

Dedicado a la próxima generación, la que sigue siendo una fuente continua de inspiración y consideración. Que el cáncer no sea para ellos más de lo que un resfriado común ha sido para nuestra generación.

INTENCIÓN DEL LIBRO

La intención de este libro es proveer una introducción en términos generales de los salvestroles y de las personas que los descubrieron. Los salvestroles son un descubrimiento nutricional relativamente reciente. La ciencia que estudia los Salvestroles está avanzando a tal paso, que cualquier esfuerzo en proveer una fuente completa de información de salvestroles, cuando se haya publicado, quedará obsoleta con respecto a los avances más recientes.

Este libro no está destinado a ser un referente médico o nutricional, ni siquiera pretende ser una fuente de información completa acerca de los Salvestroles. Aquellos que necesiten ayuda de un experto en temas médicos o nutricionales, deben consultar con un profesional. Este libro no debe ser usado en el diagnóstico de ninguna condición médica.

Han sido puestos todos los esfuerzos necesarios para proporcionar una información precisa, completa y actualizada. No obstante, puede que haya algún error tipográfico. Sin embargo, se advierte al lector que debe usar este libro como guía general a partir de la cuál poder realizar su propia investigación.

El autor y el titular del copyright no deberá estar expuesto ni tener responsabilidad con ninguna entidad o persona respecto a las pérdidas o daños causados, o alegar haber causado, directa o indirectamente por las nociones o la información que contiene este libro.

PRÓLOGO

Debería hacer las confesiones y quitármelas del medio. Yo no soy médico. Mi prometedora carrera en medicina llegó a su final repentino cuando tenía cinco años y me metí en un lío por practicar la medicina sin licencia en el garaje de mis padres. En mi defensa, el paciente bajo mi cuidado gozaba de una salud excepcional, pero en aquel momento nadie estaba de humor para atender a razones.

Realmente trabajo en la industria de los sistemas informáticos, más específicamente en la programación de inteligencia artificial para un laboratorio de medicina, un programa que ayuda a los médicos a cumplir con las regulaciones de la mejor forma posible, y al discernimiento de los patólogos clínicos cuando piden e interpretan análisis de sus pacientes. Programas que llevan al especialista a conocer la patología, desde que llega al laboratorio hasta el momento en el que hay que tratarlo. Este trabajo me lleva a Inglaterra muy a menudo, ya que la Seguridad Social británica es la que se encarga del rendimiento económico y médico de dichos programas. Este tipo de trabajo también requiere que pase una buena cantidad de tiempo leyendo literatura médica y las noticias en general, y la literatura y noticias británicas en particular.

Mientras estaba en Inglaterra en julio de 2011, tuve la oportunidad de leer un artículo que encontré particularmente interesante: publicado en BBC News Health, el viernes 27 de julio de 2001, 17:09 GMT 18:09 UK, *"Cancer drug raises hopes of cure"* (*"Medicamento contra el cáncer aumenta las esperanzas de cura"*), artículo que puede ser consultado en la página web: http:/news.bbc.co.uk/1/hi/health/1460757.stm. Mi padre acababa de morir de cáncer unos meses antes, así que aún estaba bastante decidido a hacer cualquier cosa que indicara esperanza para la gente que está sufriendo de cáncer.

El artículo resaltaba el trabajo de un inglés, catedrático de medicina química, llamado Gerry Potter. Este presentaba un cambio significativo con respecto a la mayoría de los trabajos que había leído en este ámbito de la investigación del cáncer, por lo que consulté más referencias acerca de su trabajo. Esto, por supuesto, me llevó al descubrimiento de su compañero cercano, el profesor Dan Burke.

Encontré fascinante e inspirador el hallazgo de estos dos hombres, y una sensación mucho más esperanzadora para el futuro de las personas que sufren de cáncer de lo que nunca antes había visto.

Me encargué de contactar con el profesor Potter para averiguar más acerca de su descubrimiento. Mediante este contacto inicial, tuve la buena suerte de conocer al profesor Dan Burke, a Anthony Daniels así como a muchos otros miembros del equipo. A través de la amistad que se ha forjado entre nosotros, he tenido la oportunidad de seguir de cerca los pasos tan rápidos que se han dado en los trabajos de investigación.

Esta investigación ofrece una explicación, a nivel molecular, de la relación entre dieta y cáncer, con unas implicaciones obvias para aquellos que sufren de esta enfermedad o que tienen riesgo de padecerla. El trabajo de este equipo, sin embargo, no es muy conocido fuera de Inglaterra y de la universidad inglesa. Este libro intenta llevar este hallazgo al público de una forma breve y amena. Espero poder transmitir al lector algo de mi entusiasmo por este descubrimiento, y lo que es más importante, algo del conocimiento que incrementa todavía más mi entusiasmo.

AGRADECIMIENTOS

Muchas gracias a Lorna Hancock, del Health Action Network Society, por las fotografías del profesor Gerry Potter, del profesor Dan Burke y de Anthony Daniels.

Gracias también a Doug Robb por la historia del monasterio.

Del mismo modo, quisiera mostrar mi agradecimiento a Gerry Potter, Dan Burke, Anthony Daniels y a la Health Action Network Society, por traer su investigación al público canadiense a través de sus charlas y sus DVD.

Muchas gracias a Iraida Garcia y Mikel Iturrioz por la traducción al español de este libro. Iraida es ahora diestra en Español, Inglés y Canadiense!

Desearía agradecer a Isabelle Eini, Kathy Thammavong, Ian Morrison, Cassandra Miller, Katolen Yardley, Graham Boyes, Catherine Dooner, Frances Fuller, Luke Daniels, Helen Bailey, Robbie Wood, Darragh Hammond, Dominic Galvin, David Vousden, Tommy & Irene Kobberskov, Kevin Coyne, Jim Stott y Mikel Iturrioz sus valiosos comentarios sobre los distintos borradores de este libro.

Muchas gracias también a Gerry Potter por su amabilidad al permitir la reproducción de "La dieta verde y roja" en las Figuras 1 y 2. Gracias también a Dan Burke igualmente por permitir la reproducción de la figura sobre el crecimiento silencioso del cáncer (Figura 3). Así mismo, gracias a Anthony Daniels, de Nature's Defence, por su amabilidad al permitir la reproducción de algunas de las "Recetas ricas en salvestroles".

Igualmente gracias a Bev, Meg y Sam por su continuo apoyo, aliento y contribución durante todos mis esfuerzos.

Cómete las verduras

❖MAMÁ (VARIAS FECHAS)

TABLA DE CONTENIDO

1.

INTRODUCCIÓN

El cáncer es el mayor fracaso de la
medicina del siglo veinte, y los tratamientos
convencionales que están disponibles lo
seguirán siendo. Pero la nueva biología
molecular, el proyecto del genoma humano, lo
ha revolucionado todo. Las explicaciones de
esto son el centro de observación, moléculas
que se encuentran en las células cancerosas y
que están parcial o completamente ausentes
en células normales. Una vez que se tiene tal
característica o marcador tumoral, se pueden
considerar los tratamientos

❖ DAN BURKE, PH.D.

Los libros sobre el cáncer normalmente comienzan con
afirmaciones y estadísticas sobre la enfermedad en general
y el índice específico de incidencia de los cánceres más comunes. También son a menudo mencionados los índices
de supervivencia a los cinco años y los debates sobre los
billones de dólares que se invierten en las investigaciones

sobre el cáncer, procedentes de las ONG que patrocinan eventos tales como: "Carrera para una cura".

Ya no necesitamos leer más acerca de todas estas cosas. El cáncer es ahora algo muy común en nuestras vidas. Lo vemos en los anuncios de las ONG a las horas de mayor audiencia televisiva, y la mayoría de nuestras ciudades presentan nuevos espacios destinados a la cura de esta enfermedad. En los países desarrollados, sospecho que no hay un solo adulto que no haya sido testigo de algún familiar, amigo íntimo o conocido que haya sufrido o muerto de cáncer. La mayoría de la gente, jóvenes o mayores, habrán pasado por esta experiencia varias veces. Por lo tanto, lo que sí sabemos es cuánto tiempo sobreviven nuestros amigos y familiares una vez que han sido diagnosticados.

Mientras estoy hablando con amigos en el patio del colegio, en el campo de fútbol, en el hipódromo o en el gimnasio, sale el tema del cáncer y las historias continuarán:

"Una de las madres de nuestro vecindario, hacía tiempo que no se sentía bien. Fue al médico, y tras unos análisis, fue diagnosticada de cáncer. Murió tres semanas después en mitad del tratamiento de quimioterapia y radioterapia.

"Un buen amigo mío también acaba de morir de cáncer". Tuvo que pasar por quimioterapia y por una operación de cáncer de riñón, y le dijeron que todo estaba bien. Para celebrarlo, su mujer se quedó embarazada de su segundo hijo. Cuando visitó a la directora de oncología renal, le mencionó que el cirujano le había dicho que lo tenía todo preparado y él se preguntó que por qué necesitaba esta cita. Ella se rió y dijo: dentro de un año estarás de vuelta aquí con cáncer de huesos y eso es lo que te va a matar. Murió de cáncer de huesos antes de que su segundo hijo naciese. Él siempre llamaba a la directora de oncología renal doctora muerte después de este comentario.

"Esto me recuerda a una amiga mía. Fue diagnosticada con un linfoma. Tuvo que pasar por un tratamiento de quimioterapia muy largo, un tratamiento completo de radiación y un trasplante de médula. Le dijeron que todo estaba bien. Su familia hizo una gran celebración. Una semana después fue diagnosticada de un tumor múltiple en el aparato digestivo y en unos meses murió".

"Mi padre murió de cáncer. Ingresó en la planta de gerontología porque creían que necesitaba rehabilitación para incrementar su movilidad. Cuando vieron que tenía cáncer en el pulmón y en la espalda, le dieron quimioterapia para el tumor de las vértebras pero no le dijeron previamente que el tumor aumentaría al principio, antes de que potencialmente disminuyera. Cuando el tumor aumentó por la radiación, el dolor de las vértebras rotas era tan intenso que le tuvieron que dar grandes cantidades de morfina. Murió a las pocas semanas.

> Estas historias se las contaron al autor de la
> obra Friends and family ("amigos y familia").
> Han sido escritas con personajes de ficción para
> proteger su privacidad.

No necesitamos saber cuántas mujeres hay con cáncer de mama, hombres con cáncer de próstata o ciudadanos con cáncer de aparato digestivo, porque ya lo sabemos. Hemos ido al hospital y a los funerales de aquellos con tumor cerebral, leucemia, cáncer de ovario y todos los demás tipos de cáncer. Sus historias forman parte de nuestras conversaciones mientras vemos a nuestros hijos jugar al fútbol, al hockey o cualquier otra cosa en la que participen. Sus historias nos dejan con la sensación de que si los organismos contra el cáncer se hicieran cargo de las compañías aéreas, pocos llegarían a sus destinos y la comida sería aún peor.

Durante una de estas conversaciones, escuché una historia completamente diferente. Al compañero con el que estaba hablando se le daba muy bien contar historias, y realmente esta era una de ellas. Algunas personas tienen una de esas vidas que dan lugar a diferentes historias.

"Hace muchos años, antes de que todos tuviésemos hijos, un par de colegas y yo nos dirigíamos a Asia en busca de diversión, mujeres y aventura. Uno de mis colegas se lo montó a lo grande, quedándose allí, en Hong Kong, donde encontró un trabajo y continuó buscando diversión, mujeres y aventuras, mucho después de que mi colega y yo hubiéramos vuelto a casa, nos hubiéramos casado y hubiéramos comenzado a formar nuestras familias. Él llevaba el tipo de vida que muchos hombres jóvenes envidiaban. Hizo dinero, tuvo muchas novias, era muy conocido por muchos camareros y también disfrutó viajando mucho. "Gana dinero y gástalo" era su filosofía, y siempre encontraba alentador que alguien ahí afuera estuviese disfrutando ese tipo de vida.

En cierto momento, mi amigo no se encontraba bien y supo que no se trataba de una simple resaca. Fue al médico, y después de unos análisis le dijeron que tenía un cáncer terminal avanzado y que debería llevar una vida ordenada, distinta a la que estaba acostumbrado.

Con estas noticias, mi amigo pensó: "oh, vaya, me estoy muriendo y ni siquiera he llegado a una edad para empezar a pensar sobre cosas como la muerte, mi legado o mi espiritualidad. Necesito apartarme de todo y encontrar un lugar para pensar en todo esto". Si se hubiese hecho alguna vez una película sobre la vida de este hombre, creo que Hugh Grant habría sido el protagonista ideal.

Sabía que Asia estaba llena de monasterios y pensó que tendría que haber algún lugar tranquilo donde pudiera ir a meditar, así que se fue en busca de un monasterio. Encontró uno, contó su situación y preguntó si podría quedarse por un tiempo para poder reflexionar sobre su situación y sobre su vida en general.

Los monjes lo acogieron, pero tenía que comer exactamente lo que le dieran. Éstos le proporcionaron una dieta basada casi únicamente en frutas y zumos de frutas, administrada diariamente en gran abundancia. Un año y medio después, salió del monasterio completamente curado del cáncer.

Hay que admitir que esta historia es mucho mejor que las anteriores. Una historia optimista sobre el cáncer, ¡qué alivio!

Probablemente el lector esté pensando en cómo puede haber ocurrido esto. ¿Cómo pudo esta dieta ocasionar tal cambio en la salud de este hombre? ¿Cómo pudieron saber estos monjes lo que tenían que darle?

En los capítulos siguientes voy a describir los descubrimientos de dos ingleses, investigadores contra el cáncer, un farmacólogo y un químico farmacéutico, que darán sentido a la historia sobre el cáncer y el monasterio.

Voy a relatar cada uno de los hallazgos por separado, para posteriormente mostrar cómo se unen y conforman una teoría nutricional para la prevención y el tratamiento del cáncer al alcance de todos nosotros. Esta teoría demuestra el mecanismo que explica la relación entre dieta y cáncer. Esto está hecho con la confianza de que cuantas más personas sepan acerca de estos descubrimientos, más empezaremos a deleitarnos con historias como la del monasterio en nuestras conversaciones y menos con aquellas a las que estamos acostumbrados.

Al final del libro, espero que el lector entienda bien que los monjes hicieron exactamente lo correcto para ese hombre y que también comprenda mejor la ciencia que explica cómo esa dieta pudo tratar su cáncer. Entendiendo esto, será posible introducir ciertos cambios relacionados con la salud y la dieta sin tener que ir al monasterio.

Para empezar, presentaré a los dos científicos principales: el profesor Gerry Potter y el profesor Dan Burke.

PROFESOR GERRY POTTER

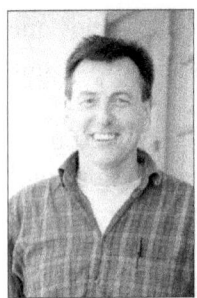

Gerry Potter es catedrático de química medicinal en la Escuela de Farmacia de la universidad De Montfort en Leicester, Inglaterra. En este departamento, es el director de la Asociación sobre el descubrimiento de medicamentos contra el cáncer, una asociación dedicada al desarrollo y descubrimiento de agentes tumorales selectivos inocuos para tratamientos contra el cáncer.

El profesor Potter tuvo su primera experiencia con el cáncer cuando tenía cuatro años. Su tía murió de cáncer, y esta experiencia tuvo una profunda influencia en su posterior carrera.

Estudió química en la universidad e hizo su proyecto de fin de carrera sobre los agentes anticáncer, lo que lo llevó a la universidad de Manchester, donde investigó las enzimas del citócromo P450. Posteriormente, obtuvo su doctorado en química medicinal en el Instituto de investigación del cáncer por la universidad de Londres. Durante su último año de doctorado, el profesor Potter obtuvo el premio "SmithKlineBeecham" en quiralidad en la síntesis y diseño de medicamentos.

Con su doctorado en mano, el doctor Potter diseñó y sintetizó medicamentos selectivos para el cáncer de mama y de próstata en el Instituto de investigación del cáncer. Su medicamento para el cáncer de próstata, el acetato de abiraterona, ha sido autorizado recientemente como un tratamiento que es usado después de que otros tratamientos no hayan resultado eficaces para dicho cáncer. En este momento es muy difícil conseguir la licencia para un medicamento de última línea a pesar de su funcionamiento. Este medicamento, más que una quimioterapia, es un inhibidor de enzimas. La CYP 17 es una enzima humana implicada en la biosíntesis de los andrógenos y estrógenos. La abiraterona inhibe esta enzima impidiendo la biosíntesis. La abiraterona está en la actualidad en su período final de pruebas clínicas, y los resultados han sido, hasta el momento, excepcionales *(Attart, et al. 2009)*. Este trabajo posteriormente le llevó a Cambridge, donde continuó perfeccionando los agentes anticáncer quiral (compuestos con formas zurdas y diestras). Mientras estaba en Cambridge le fue otorgado el premio "Royal Society of Chemistry" (Real Sociedad de Química) en innovación industrial . Al año de recibir este premio, obtuvo su cátedra en la universidad De Montfort. El profesor Potter ha recibido recientemente su tercer premio de la Real Sociedad de Química en innovación industrial por el diseño y desarrollo del acetato de abiraterona. Este es el único científico que ha ganado este premio más de una vez *(Schaefer, B., 2012)*.

Esta experiencia acumulada señalaba que había una cantidad de defectos en los agentes anticancerígenos existentes y también le ayudó a preparar el tema central de su investigación. Los agentes anticancerígenos convencionales son normalmente tóxicos, es decir, les falta selectividad. Como Stellman y Zoloth se refieren en su estudio sobre los agentes quimioterapéuticos del cáncer como riesgos laborales, "no hay especulación, sin embargo, acerca de la toxicidad de la mayoría de los agentes quimioterapéuticos del cáncer" *(Stellman, JM; Zoloth, SR, 1986)*. La mayoría son igualmente tóxicos para los tejidos sanos como para los tejidos cancerosos, por ejemplo, el metotrexate, *(Potter, G., 2005)*. Algunos son más tóxicos para los tejidos sanos que para los tejidos cancerosos: por ejemplo el taxol, el doxurubicin, el 5-fluorouracil *(Potter, G., 2005)*. Algunos son promotores de tumores cancerígenos: por ejemplo el chlorambucil, el melphalan, mientras que otros son cancerígenos y mutagénicos, situación que puede llevar al principio de cánceres secundarios muy agresivos *(Potter, G., 2005)*. En efecto, investigaciones sobre los riesgos para la salud por exposición ocupacional a los medicamentos anticáncer (antineoplásticos), han señalado un incremento en el riesgo de contraer cáncer entre los profesionales de la salud expuestos a estos medicamentos, y también han incrementado la incidencia de abortos espontáneos y malformaciones de los fetos en las enfermeras de oncología *(Sorsa, et al. 1985; Skov, et al., 1990: Skov, et al., 1992)*.

El profesor Potter es autor de más de 60 publicaciones de investigación. Como resultado de su trabajo, se han patentado 20 agentes anticáncer. Un motivo común a lo largo de su investigación es la búsqueda de agentes anticáncer que son selectivos e inofensivos para los tejidos sanos. Esta investigación ha llevado recientemente al profesor Potter a la búsqueda de agentes anticáncer naturales que sean selectivos, efectivos y sin efectos secundarios. Es esta investigación reciente la que forma la base del concepto de los salvestroles, el punto central de este libro.

PROFESOR DAN BURKE

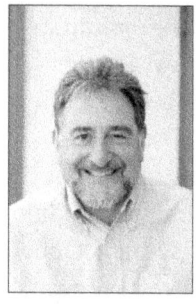 Dan Burke es catedrático emérito de metabolismo farmacéutico después de haber renunciado recientemente como decano de la Universidad de Ciencia de Sunderland. Actualmente es el director de investigación en Nature's Defence UK Ltd., (defensa de la Naturaleza) en Syston, Leicester, Inglaterra.

El profesor Burke ha dedicado su carrera al cáncer. Las causas del cáncer, su detección, prevención y tratamiento han sido los ejes de su investigación.

Estudió bioquímica y obtuvo matrícula de honor por la Universidad de Londres. Esto le hizo ganarse una plaza en el programa de doctorado de la universidad de Surrey, donde realizó investigaciones relacionadas con el metabolismo de los medicamentos.

Durante los años 70, el profesor Burke inventó una serie de análisis bioquímicos conocidos como ensayos EROD (ethoxyresorufin -0- deethylase). Estos ensayos son el principal método para cuantificar la actividad de las enzimas CYP, y el profesor Burke es el originario de toda esta trayectoria de trabajo. Los ensayos EROD son herramientas de investigación fundamentales, usadas tanto en la industria a nivel mundial como a nivel de universidades para facilitar investigaciones científicas.

El profesor Dan Burke estuvo al servicio de la facultad del colegio médico de Aberdeen alrededor de veinte años. Es allí donde se le concedió la cátedra y se le reconoció como un experto en el metabolismo, toxicidad e interacciones de los medicamentos y químicos ambientales. En particular, se especializó en el sistema de la enzima citocromo P450. Su equipo descubrió que la enzima CYP1B1 es una característica intrínseca de las células cancerosas pero los tejidos sanos no la contienen. Este descubrimiento ha estimulado nuevas investigaciones para la detección del cáncer y el desarrollo de medicinas modernas y vacunas anticáncer en todo el mundo.

Desde Aberdeen llegó a ser el director de la escuela de farmacia en la universidad De Montfort, donde introdujo el estudio del metabolismo, la toxicidad y las interacciones de los componentes naturales, haciendo especial hincapié en el papel que desempeñan las enzimas citrocromo P450 en estos procesos.

El profesor Burke es el autor de más de 200 publicaciones de investigación a lo largo de una dilatada carrera académica de treinta y cinco años. El trabajo pionero del profesor Burke con la enzima CYP1B permitió el resultado del concepto salvestrol.

2.

DESCUBRIMIENTO DE UN MARCADOR UNIVERSAL DEL CÁNCER

La gente que dice que no se puede hacer no debería interrumpir a aquellos que lo están haciendo.

❖ GEORGE BERNARD SHAW

El desarrollo de nuevos tratamientos para el cáncer y el descubrimiento de nuevos marcadores son muy a menudo específicos para un tipo de cáncer en particular. Todos hemos visto reportajes sobre nuevos tratamientos para el cáncer de mama, de próstata y otros similares. Algunos equipos de investigadores están dedicados solamente a un tipo de cáncer específico, y cuanto más dinero obtienen, más centros se abren dedicados a la investigación enfocada a cánceres específicos.

Frente a este telón de fondo, al "santo grial" de las investigaciones contra el cáncer le siguen faltando dos aspectos. Por una parte, encontrar la característica intrínseca del cáncer que permita realizar una intervención terapéutica que sea efectiva para todos los tipos de cáncer, independientemente de sus orígenes oncogénicos y a través de todas las fases del cáncer, desde la fase displásica hasta la fase metastática. Por otra parte, descubrir un marcador universal que detecte y con el que se pueda hacer un seguimiento del progreso o de la disminución del cáncer. Hasta hoy, el descubrimiento de este "santo grial" del cáncer ha sido tan difícil de conseguir como encontrar el famoso santo grial de la Biblia.

Las enzimas del citocromo P450, también conocidas como enzimas CYP, se han convertido en la materia de investigación que más ha aumentado en la década pasada. En la actualidad, han sido identificados 57 genes P450 y 29 pseudogenes en humanos *(McFadyen MCE, et al., 2004)*, pero existen muchos más en otros organismos.

Las enzimas del citocromo P450 constituyen un sinfín de enzimas que surgen de la naturaleza. En la actualidad, han sido identificadas cerca de 3.800 de estas enzimas. Están presentes en seres humanos, mamíferos, peces, plantas, hongos, bacterias, etc. Las de mayor interés para los investigadores del cáncer son las 57 enzimas del citocromo P450 que existen en los seres humanos.

Estas enzimas aprovechan el hierro de su núcleo para oxidar los distintos compuestos que entran en el cuerpo. Es por esto que a veces se las denomina hemoproteínas. La acción de oxidación o de hidroxilación es la que permite que estas enzimas hagan posible que muchos medicamentos y toxinas sean solubles en el agua. A lo largo de la historia de la humanidad, estas enzimas CYP son las que han permitido a nuestros ancestros eliminar las toxinas naturales de sus cuerpos. Hoy, esta solubilidad al agua, en su mayoría nos permite principalmente eliminar las substancias tóxicas y las toxinas del cuerpo. Esta metabolización de las substancias tóxicas y de las toxinas que realizan las enzimas CYP ha atraído la atención de investigadores de todo el mundo. Realmente, sin las enzimas CYP, probablemente podríamos sufrir una intoxicación de substancias tóxicas y de toxinas.

Una enzima CYP en particular presenta otra característica bastante diferente a la de metabolizar toxinas y medicamentos. Una característica con grandes implicaciones en la investigación sobre el cáncer. La enzima CYP1B1, se distingue de las otras enzimas CYP por su presencia en las células cancerosas y su ausencia en los tejidos sanos.

Hace solamente una década, un equipo de investigadores del departamento de patología de la universidad de Aberdeen en Escocia, bajo la dirección del profesor Dan Burke, declaró que la CYP1B1 estaba presente en los sarcomas de los tejidos blandos *(Murray GI., et al., 1993)* mientras que no se encontraba en los tejidos sanos. Esto, sin duda, fue un resultado interesante, pero les llevó unos años más de investigación atraer realmente el interés de los investigadores de todo el mundo y convencerlos de la importancia de la CYP1B1.

En 1995, este equipo declaró que la CYP1B1 fue encontrada en tumores del cáncer de mama *(McKay J., et al. 1995)*. En 1997, el equipo del profesor Burke anunciaba que la CYP1B1 estaba presente en muchas clases de tumores, incluyendo cánceres de mama, colon, pulmón, esófago, piel, cerebro, testículos y en ganglios linfáticos, y que carecía de presencia detectable en tejidos sanos *(Murray GI., et al., 1997)*. Dada esta preponderancia, los investigadores siguen examinando las células cancerosas para detectar la presencia de la CYP1B1. La CYP1B1 se manifiesta en todos los cánceres que han sido examinados hasta el momento y se distingue por su predominancia en las células cancerosas y su ausencia en los tejidos sanos.

Los resultados de estas investigaciones se combinan para explicar que la CYP1B1 podría ser tanto un objetivo universal para la intervención terapéutica frente al cáncer como un marcador universal para la detección del cáncer y para el seguimiento del progreso o la disminución del mismo. Por increíble que sea un hallazgo así, las implicaciones del descubrimiento de la CYP1B1 son aún más amplias.

La CYP1B1 no solamente está presente en todos los tipos de cáncer examinados hasta el momento, sino también en todas las fases del cáncer, desde las células displásicas precancerosas hasta las células del cáncer primario y las metástasis de estas células cancerosas *(McFadyen MCE., et al., 2001, Gibson, P. Et al., 2003)*. Esto hace que la CYP1B1 sea realmente una propiedad intrínseca de las células cancerosas. (Ver el apéndice 1 con la lista parcial de los cánceres citados con la información científica que revela la CYP1B1).

Esta característica de la CYP1B1 representa el fundamento del "santo grial" de la investigación contra el cáncer. La CYP1B1 proporciona la base para una amplia intervención terapéutica, desde la prevención del cáncer hasta su tratamiento en la fase avanzada, en la enfermedad metastática, así como también para el seguimiento del progreso o la disminución del cáncer.

TINCIÓN INMUNOHISTOQUÍMICA DE LA CYP1B1

A través de la tinción inmunohistoquímica de esta enzima, los investigadores examinan las células para ver la presencia de CYP1B1 o comparar sus niveles en los distintos tipos de cáncer.

A través de una biopsia o de una extirpación quirúrgica del tumor se obtiene una muestra de tejido humano. Los científicos normalmente cuentan con bancos de tejidos para obtener estas muestras. Una vez que se obtiene la muestra, el primer paso es fijarla. Este es un proceso a través del cuál la muestra se hace sólida. Al añadir cera u otro agente solidificante, se pueden obtener unas porciones muy finas (micrótomos) para su examen microscópico.

Una vez fijada la muestra, se obtiene un micrótomo y se trata con un anticuerpo contra la CYP1B1. El anticuerpo se adhiere a la CYP1B1 y no se adhiere a las células que no presentan CYP1B1. Luego se prepara un segundo anticuerpo con una tinción marrón o negra. El segundo anticuerpo es un anticuerpo contra el primero (anticuerpo de la CYP1B1). Después, la muestra es tratada con este segundo anticuerpo teñido. El anticuerpo teñido se adhiere al anticuerpo de la CYP1B1, el cuál, a su vez, se adherirá a la enzima CYP1B1. En estos dos pasos, las enzimas CYP1B1 están teñidas de marrón o negro (dependiendo de la tinción usada). Entonces el micrótomo se prepara con un tinte morado que tiñe las células sanas de este color para destacar el contraste entre ambas tinciones.

En el examen microscópico del micrótomo se pueden ver una serie de células marrones o negras y una serie de células moradas. Esto permite al científico obtener un contraste visual por el cuál puede verse tanto la presencia de la enzima CYP1B1 como el grado de su expresión. Este proceso ha permitido a los científicos determinar que la enzima CYP1B1 está presente en todas las fases del cáncer y en todos los tipos de cáncer que han sido examinados, mientras que no está presente en los tejidos sanos.

En el momento actual, no está disponible en el mercado ningún análisis de sangre para la detección de la CYP1B1, aunque están en marcha investigaciones dirigidas a la detección de CYP1B1 cuando está presente en cantidades muy reducidas. Estas investigaciones se describen en un capítulo posterior.

CYP1B1: ¿PROBLEMA O SOLUCIÓN?

Con un descubrimiento tal como el de la CYP1B1, se plantea la siguiente pregunta, ¿es esta propiedad intrínseca de las células cancerosas parte del problema o de la solución? En un intento de abordar esta pregunta, equipos de investigadores empezaron a examinar la actividad metabólica de la CYP1B1 y se encontraron con varios resultados sorprendentes.

El primero de ellos fue el haber descubierto que agentes anticancerígenos tales como el docetaxel, el tegafur y la flutamida son metabolizados por la CYP1B1 *(Rochat B., et al., 2001; Michael M., et al., 2005)*. Además, McFayden et al., informaron que el docetaxel, la elipticina, la mitoxantrona y el tamoxifeno eran activados por la CYP1B1 *(McFadyen MCE, et al., 2004)*. Estos agentes citotóxicos no están dirigidos solamente a las células cancerosas, o sea, les falta selectividad. Teniendo este hecho en cuenta, al comienzo de su uso son más tóxicos para los tejidos sanos que para los cancerosos, hasta el momento en el que las enzimas CYP1B1 se ven inundadas por la dosis de agentes citotóxicos. Este no es el resultado que se pretende obtener cuando el objetivo es acabar con las células cancerosas. A la vista de los resultados de estas investigaciones, los inhibidores de la CYP1B1 normalmente se administran antes de la liberación de los agentes anticancerígenos que son desactivados por la CYP1B1.

Otra área con una importante actividad de investigación es la transformación del estradiol en 4-hidroxiestradiol. Esta transformación es catalizada por la CYP1B1 *(Hayes, CI, et al., 1996)*. Un asunto de interés potencial son las propiedades mutagénicas y carcinogénicas del 4-hidroxiestradiol *(Zhao Z, et al., 2006)*. Esto ha llevado a la especulación de que la enzima CYP1B1 y sus polimorfismos pueden explicar las diferencias particulares en el riesgo de padecer cáncer de mama *(Hanna IH, et al., 2000)*. Puesto que la CYP1B1 es una característica intrínseca de las células cancerosas más que de las células sanas, se ha señalado que si tuviésemos que implicar a la CYP1B1 en el cáncer de mama, debería ser por un metabolismo intratumoral del estradiol *(McFadyen MCE, et al., 1999)* más que como el factor causante. Esto, por supuesto, descartaría a la CYP1B1 como el factor de riesgo del cáncer de mama, puesto que una vez que se detecta la CYP1B1, ya está presente el cáncer de mama.

También se ha demostrado que la CYP1B1 transforma una gran variedad de procarcinógenos en carcinógenos ambientales *(Shimada, T. Et al., 1996)*. El descubrimiento de que la CYP1B1 puede convertir los procarcinógenos del humo del tabaco, incluyendo el benzopireno, en carcinógenos es de gran interés para los fumadores. Además de esto, el humo del tabaco induce la CYP1B1 en el tubo aerodigestivo, incluyendo la lengua, el esófago, el colon y los pulmones. Esto ha llevado a los investigadores a especular que la inducción de la CYP1B1 a través del humo del tabaco puede ampliar los efectos mutagénicos de los carcinógenos que contiene el humo *(Port, J. Et al., 2004).* En claro contraste con estos resultados está el hecho de que el monóxido de carbono sea un inhibidor de la CYP1B1. Teniendo todo esto en cuenta, uno llega a creer que los resultados, en la práctica, pueden ser bastante diferentes a aquellos obtenidos bajo condiciones experimentales de laboratorio.

El metabolismo de los agentes anticancerígenos y la transformación de procarcinógenos en carcinógenos, puede, sin duda, llevar a las personas a mirar la CYP1B1 con cierto recelo. Es un componente intrínseco de las células cancerosas, disminuye la actividad de algunos agentes anticancerígenos y puede transformar activamente procarcinógenos en carcinógenos. Esta transformación produce bastante alarma en las personas, pero tenemos que recordar que la CYP1B1 se encuentra solamente en las células cancerosas. Debemos preguntarnos: ¿puede llegar a ser nocivo un carcinógeno desarrollado dentro de una célula cancerosa? La célula ya es cancerosa. Sería más prudente enfocar la pregunta en cómo prevenir el cáncer desde un principio.

Antes de determinar que la CYP1B1 es parte del problema, debemos preguntarnos por qué existe la CYP1B1. Existe desde hace milenios (en realidad ha sido detectada en mamíferos de hasta hace ciento cincuenta millones de años). ¿Cuál es el tiempo de supervivencia de esta enzima?, ¿cuál es el papel de la CYP1B1?

Es inconcebible pensar que la CYP1B1 lleva por ahí todo este tiempo esperando a que los humanos empezaran a fumar. De la misma manera resulta asombroso pensar que haya estado esperando a que los humanos inventaran la quimioterapia para hacerla inactiva. Por la misma razón, podemos llegar a pensar que la CYP1B1 lleva esperando tranquilamente a que inventáramos e ingiriéramos procarcinógenos para que pudieran ser transformados en carcinógenos. ¿Dónde está el valor de supervivencia en todo esto? La longevidad evolutiva de esta enzima prueba que probablemente contribuye más a nuestra supervivencia que a nuestra extinción. ¿Qué otra razón habría para su existencia?

Aquellos que discuten que la CYP1B1 es parte del problema, cometen el mismo error de lógica que aquellos que nos hacen creer que la policía es la principal causa de todo delito puesto que siempre está presente en la escena del crimen (Potter G, 2005).

Quizá, estos resultados sean efectos secundarios de la CYP1B1 que está actualmente activa en una era industrial, ambiental y de químicos farmacéuticos. Quizá su función real sea mucho más importante para la supervivencia humana. Para poder verlo de esta manera, uno debe acercarse al problema desde una perspectiva diferente.

3.

EL STILSERENE: UN PROFÁRMACO ENFOCADO A LA CYP1B1

Esto funciona, sé que funciona. Es frustrante
no poder avanzar más deprisa, pero lo
conseguiremos. Lo creo, realmente lo creo.

❖ GERRY POTTER, PH.D.

En el Grupo dedicado al Descubrimiento de Medicamentos
contra el cáncer de la universidad De Montfort en Leicester,
Inglaterra, el profesor Potter adoptó una táctica diferente
con respecto a la CYP1B1. El profesor Potter es químico
medicinal en la Escuela de Farmacia de la universidad De
Montfort. Casualmente, el profesor Burke era el director de la Escuela de Farmacia cuando el profesor Potter
era el director del Grupo dedicado al Descubrimiento de
Medicamentos contra el cáncer.

El profesor Potter ya había diseñado con éxito un inhibidor de la enzima CYP17 del citocromo P450, el acetato de abiraterona, cuando el profesor Burke le describió la enzima CYP1B1. Potter reconoció inmediatamente la especificidad de esta enzima como objetivo para el desarrollo de tratamientos contra el cáncer, tratamientos que serían benignos hasta ser activados por medio de una reacción enzimática, los profármacos.

Cuando descubrió los detalles de la acción de hidroxilación de la CYP1B1 en el estradiol, el profesor Potter comenzó a preparar metódicamente un plan para generar tal profármaco. En una semana diseñó dos profármacos diferentes que, en teoría, podrían ser activados por la CYP1B1. Se quedó con uno de estos para su investigación y constituyó un compuesto con éxito.

A diferencia de la quimioterapia convencional, este compuesto fue diseñado para ser benigno al entrar en el cuerpo humano y tener como único objetivo la enzima CYP1B1, es decir, estar totalmente dirigido a las células cancerosas. El compuesto, "stilserene", es metabolizado por la enzima para producir un metabolito dentro de la célula cancerosa que induce la apoptosis (muerte celular programada) dejando a los tejidos sanos sin dañar, es decir, sin inducir en ellos efectos secundarios *(Potter G. et al., 2001)*.

Unas pruebas de laboratorio del stilserene demostraron que era efectivo en inducir la muerte de un 95% de las células cancerosas examinadas. Este experimento incluyó cánceres que eran resistentes a otros tratamientos. El stilserene destruyó las células cancerosas de estómago, colon, pulmón, mama y cerebro sin dañar a los tejidos sanos.

Este resultado representa un enorme cambio con respecto a los resultados de la quimioterapia tradicional. La quimioterapia tradicional es normalmente tan tóxica para las células cancerosas como lo es para los tejidos sanos. En el mejor de los casos, es el doble de tóxica para los tejidos cancerosos de lo que lo es para los tejidos sanos. En comparación, el stilserene demostró ser 4.304 veces más tóxico para las células cancerosas que para los tejidos sanos y su toxicidad estaba limitada dentro de las células cancerosas.

El stilserene da paso a una nueva era en la lucha contra el cáncer, mediante tratamientos aplicables para todos los tipos de cáncer sin efectos secundarios debilitantes. A la vista de estos resultados, al profesor Potter se le atribuye haber dicho: "nunca creí que el cáncer fuese una enfermedad que tuviese cura. Ahora, habiendo visto lo que hemos descubierto, creo que el cáncer es curable". *(BBC, 2001)*.

Cuando las noticias acerca de este nuevo fármaco llegaron al público, al profesor Potter lo inundaron con peticiones de ayuda desde todos los rincones del planeta. Un ejemplo de los millares de cartas y e-mails que recibió fue publicado en el periódico local.

"Tú eres nuestra única esperanza, dice una carta muy bien escrita con domicilio búlgaro. Si tú no nos ayudas, nuestra hija, nuestra preciosa, alegre y traviesa Lora, morirá" *(Leicester Mercury, 2003)*.

Ante este desgarrador grito de ayuda, el Grupo dedicado al Descubrimiento de Medicamentos contra el cáncer, siguió adelante con la investigación. Se obtuvo una versión del stilserene soluble al agua y de este modo se abrió una puerta para la producción de una cápsula que se pudiese tomar por vía oral y que fuese fácilmente digerida.

Se desarrollaron técnicas para aumentar la producción del medicamento. De las primeras pequeñas cantidades obtenidas en un principio, el equipo gestionó el aumento de la producción hasta el punto en que pudieron fabricarse kilos del medicamento. Esto abrió la puerta al interés de compañías lo suficientemente grandes como para continuar con los altos costes de las pruebas clínicas que se necesitaban.

Recientemente ha sido autorizado el uso de stilserene a una compañía farmacéutica y en la actualidad está siendo preparado para los ensayos clínicos. El uso generalizado del stilserene está aún muy lejos. El Leicester Mercury, el diario de Leicester que ha cubierto el trabajo de Potter, calcula que quedan como mínimo entre siete años y como máximo catorce años antes de que el stilserene esté disponible a través de receta médica. Este plazo no está fuera del tiempo de desarrollo de nuevos medicamentos establecido por la FDA. El cómputo de la FDA calcula a grandes rasgos un mínimo de cinco años, un máximo de veinte años y una media de ocho años y medio para que un nuevo medicamento recorra con éxito el proceso de su aprobación antes de estar disponible mediante receta médica (para más información, véase la guía para la aprobación de nuevos medicamentos a través de la página web www.fda.gov).

Frente a estos plazos de tiempo y teniendo en cuenta las incontables peticiones de ayuda, al profesor Potter se le otorga haber dicho: "esto funciona, sé que funciona. Es frustrante no poder avanzar más deprisa, pero lo conseguiremos. Lo creo, realmente lo creo". *(Leicester Mercury, 2003)*.

4.

DESCUBRIMIENTO DE PROFÁRMACOS PARA EL CÁNCER BASADOS EN PRODUCTOS ALIMENTICIOS

Nunca creí que el cáncer fuese una enfermedad curable. Ahora, después de ver lo que hemos conseguido, creo que el cáncer es curable.

❖ GERRY POTTER, PH.D.

Las pruebas con el stilserene motivaron que el profesor Potter examinara de nuevo el papel de la CYP1B1. Puesto que el stilserene fue tan efectivo en muchos tipos de cáncer, ¿podría ser la CYP1B1 un mecanismo de rescate para eliminar el cáncer del cuerpo?, ¿un mecanismo de defensa para librarnos de enfermedades malignas? Quizá, como señala el profesor Potter, la pregunta que se cuestiona no es "por qué contraemos cáncer sino, más bien, por qué no contraemos todos cáncer" *(Potter. G., 2005)*. Si la CYP1B1 es un mecanismo de rescate, quizá esta sea la razón por la que no todos contraemos cáncer.

Esta idea fue reforzada por el hecho de que la estructura química del stilserene impactó al profesor Potter por ser muy similar a los compuestos naturales con los que estaba familiarizado. Si la CYP1B1 era un mecanismo de rescate, entonces esto significaría que deberían existir compuestos en la naturaleza que fueran metabolizados por la CYP1B1, de forma similar al stilsereno, para eliminar el cáncer del organismo. Más específicamente, en los alimentos deberían existir compuestos que son metabolizados por la CYP1B1 con el mismo resultado que el metabolismo del stilserene, pues los alimentos como fuente de estos compuestos asegurarían que la CYP1B1 tendría el material necesario para eliminar el cáncer del cuerpo haciendo posible este mecanismo de rescate.

Esta nueva valoración del papel de la CYP1B1 llevó a la búsqueda de un compuesto natural que se comportaría, como consecuencia, ante la CYP1B1, como un profármaco con propiedades anticancerígenas. Este hecho hizo que la investigación tomase una nueva dirección muy interesante.

LA HISTORIA DEL RESVERATROL

Coincidiendo con el diseño y las pruebas del stilserene, se le estaba prestando bastante atención a la investigación de lo que se ha llegado a conocer como la paradoja francesa.

La dieta francesa tiene muchos alimentos grasos, como los quesos, la carne roja y las salsas, sin embargo los franceses no parecen sufrir de colesterol elevado y de los consiguientes problemas de corazón al mismo nivel que algunos de sus vecinos europeos. Los investigadores se han acercado al resveratrol, un compuesto natural encontrado en la piel de las uvas y en los vinos tintos franceses, como mecanismo dietético que representaba esta paradoja debido a que el vino tinto es un complemento típico de una comida en Francia.

En la búsqueda de un compuesto natural que se comportara como el stilserene, el resveratrol llamó la atención del profesor Potter y de su equipo de investigación. Se ha demostrado que el resveratrol tiene propiedades preventivas contra el cáncer *(Jang, M. et al, 1997; Jang, M. et al, 1999)*. Pero lo que es más importante, el resveratrol es un estilbeno con una estructura química similar a la del stilserene (los estilbenos son hidrocarburos, C14H12, usados en la producción de colorantes y de estrógenos sintéticos). Además, el resveratrol es un fitoestrógeno estructuralmente similar al estradiol. También se argumentó que dada esta similaridad estructural, el resveratrol puede experimentar una hidroxilación aromática por la CYP1B1 de la misma forma que el estradiol. Si esta hidroxilación ocurriera en el mismo sitio en el resveratrol que en el estradiol, se obtendría un metabolito muy beneficioso *(Potter, G, et al, 2002)*.

En tal caso, esto apoyaría el argumento del profesor Potter de que la CYP1B1 es una "enzima de rescate" que activaría ciertos compuestos de la dieta en agentes anticancerígenos dentro de las células cancerosas, esto es, un mecanismo dietético para proteger al cuerpo contra el cáncer. El resveratrol parecía ser el compuesto natural adecuado para su investigación.

Los experimentos llegaron a determinar que cuando la

CYP1B1 está presente el resveratrol se convierte en piceatanol, otra estructura del estilbeno con propiedades anticancerígenas reconocidas (Ferrigni, N. 1984). Este resultado resumía el mecanismo a nivel molecular por el cual un compuesto alimentario podría actuar como un profármaco natural activado en un agente anticancerígeno, dentro de la célula cancerosa, por medio de la enzima CYP1B1 *(Potter, G., et al, 2002)*. A partir de esta investigación, ahora entendemos el siguiente mecanismo del profármaco natural:

compuesto natural, benigno	+	enzima metabolizante	=	agente anticancerígeno
resveratrol	+	CYP1B1	=	piceatanol

La belleza de este mecanismo es que todo ocurre dentro de los límites de la célula cancerosa. El agente anticancerígeno es producido dentro de la célula cancerosa y opera exclusivamente dentro de ésta, por lo que los tejidos sanos quedan totalmente sin afectar. Esto es exactamente lo que uno quiere en un tratamiento, selectividad. Un tratamiento natural que tenga un objetivo selectivo para las células cancerosas.

LA PRUEBA INICIAL EN DIFERENTES TIPOS DE CÁNCER

Leicester es la cuna del mayor banco de tejidos de Gran Bretaña. Esta proximidad hace que las investigaciones del cáncer estén muy en auge y se realicen en la universidad De Montfort, la tierra del Grupo del Descubrimiento de Medicamentos contra el Cáncer del profesor Potter. Sobre la base de la bioactivación del resveratrol en piceatanol a través de la CYP1B1, se llevaron a cabo investigaciones para probar la eficacia y selectividad del mecanismo en líneas celulares cancerosas. Al igual que se hizo con el stilserene, se realizaron simultáneamente pruebas en varias líneas celulares cancerosas con pruebas en tejidos sanos. De la misma forma que se descubrió con el stilserene, no se dañó a las células sanas, mientras que la apoptosis (muerte programada de la célula) se indujo en las células cancerosas. En pocas palabras, los tejidos sanos quedaron intactos mientras que las células cancerosas murieron.

Hubo, sin embargo, una diferencia crítica entre los resultados del stilserene y el resveratrol. El resveratrol fue efectivo en matar las células cancerosas en dosis muy bajas, pero en cuanto se incrementaba la dosis, se observó un efecto autoinhibidor: dosis más altas de resveratrol inhibían la acción de la CYP1B1, concluyendo, de este modo, la actividad metabólica de la CYP1B1 y dejando las células cancerosas sin dañar (ver Figura 1).

Esta figura muestra que el resveratrol no está activado en las células mamarias normales donde no se encuentra la CYP1B1 pero está activado en las células tumorales de mama, donde se encuentra la CYP1B1. A medida que la concentración de resveratrol se incrementaba (eje x o inferior), la tasa de supervivencia de las células tumorales de mama (eje y o lateral), regresaron rápidamente al 100%. Con el resveratrol no solamente es nula su efectividad en destruir las células cancerosas sino que la CYP1B1 es simultáneamente inhibida, por lo que no es capaz de metabolizar ningún compuesto con el potencial de matar las células. Este efecto, aunque es científicamente interesante, hace que el resveratrol sea usado de forma mínima como potencial terapéutico para el cáncer, pues es muy difícil determinar qué cantidad sería apropiada para aquellos que deseen usarlo.

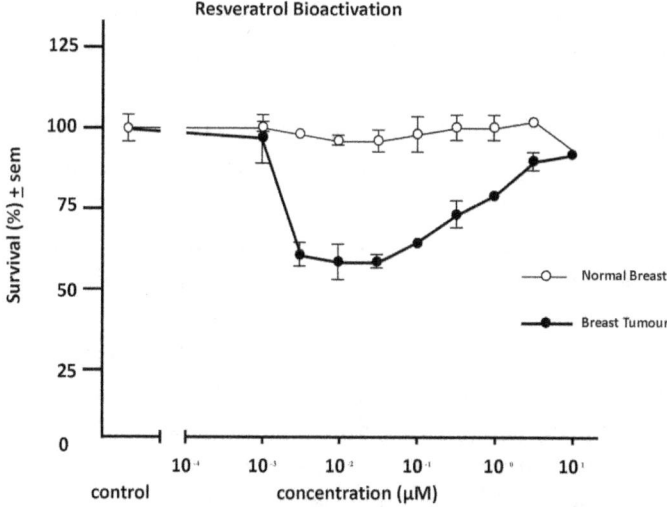

Figura 1. Bioactivación del resveratrol. (Figura reproducida con el permiso del profesor Gerry Potter).

LA BÚSQUEDA DE PROFÁRMACOS BASADOS EN PRODUCTOS ALIMENTICIOS

La experiencia con el resveratrol estimuló la búsqueda de compuestos basados en productos alimenticios que se comportaran como profármacos anticancerígenos naturales.

Si, como la investigación del resveratrol parece indicar, el papel funcional de la CYP1B1 es el de eliminar las células cancerosas del cuerpo mediante un metabolismo de compuestos naturales basados en alimentos, en los agentes anticancerígenos entonces sería lógico deducir que deberían existir compuestos similares.

El entendimiento de la actividad metabólica de la CYP1B1 proveyó las pistas para buscar la estructura química. Esto dejó el problema de dónde buscar. Los libros de medicinas tradicionales basadas en plantas, las dietas basadas en plantas de culturas con una incidencia baja en cáncer y los libros históricos de herboristería sirvieron para guiar la búsqueda.

Los investigadores comenzaron un extenso análisis de frutas, bayas, verduras y hortalizas en la búsqueda de más compuestos adicionales naturales que funcionaran como el stilserene y el resveratrol. La búsqueda ha sido productiva. Hasta el momento, se han descubierto, analizado y probado, más de veinte compuestos naturales basados en productos alimenticios. Forman una serie de compuestos hidrófilos y lipófilos. A todos les define la característica de ser metabolizados por la CYP1B1 en un metabolito con una función anticancerígena. Todos ellos son metabolitos secundarios de plantas: fitoalexinas.

5.
SALVESTROLES

Deja que los alimentos sean tu medicina y que la medicina sea tu alimento.

❖ HIPÓCRATES, 400 A. C.

El profesor Potter inventó el término "salvestrol" para esta nueva clase de fitonutrientes. Salvestrol es un término derivado del latín "salvia" (salvar): la salvia era un remedio herbario medieval.

A medida que se han descubierto más salvestroles, su conocimiento ha evolucionado. Con los análisis de estos salvestroles, se prevé que la clase de salvestroles incluirán finalmente más de cincuenta fitonutrientes. La búsqueda continúa.

¿QUÉ SON LOS SALVESTROLES?

Los salvestroles son un nuevo tipo de fitonutrientes que tienen una definición farmacológica más que una definición química.

Son caracterizados por la acción de los metabolitos que se producen cuando son metabolizados por la enzima CYP1B1 en las células cancerosas. Explicado de manera sencilla, los salvestroles son compuestos presentes en los alimentos que son metabolizados por la CYP1B1 para producir metabolitos, que son agentes anticancerígenos. Estos agentes anticancerígenos detienen el crecimiento del tumor destruyendo las células cancerosas.

Los salvestroles son también parte del sistema inmunológico de las plantas. Son fitoalexinas. Se obtienen, de manera patógena específica, invadiendo a los hongos o patógenos para impedir la acción del patógeno invasor.

Los salvestroles no pueden ser clasificados fácilmente en ninguna de las clases existentes de fitonutrientes. El resveratrol, por ejemplo, es tanto un polifenol como un fitoestrógeno. De los salvestroles descubiertos hasta el momento algunos son antioxidantes, otros son polifenoles, algunos son fitoestrógenos y otros no están incluidos en ninguna de estas categorías, mientras que otros están incluidos en más de una.

Centrarse únicamente en el hecho de que algunos salvestroles están incluidos en estas categorías es perder el norte. No proveen sus propiedades anticancerígenas por ser antioxidantes, polifenoles o fitoestrógenos, proveen su actividad anticancerígena mediante su metabolización por la CYP1B1 y específicamente mediante su metabolización en un agente anticancerígeno en la célula cancerosa. Esta es la principal característica que define a los salvestroles.

LO QUE DISTINGUE A LOS SALVESTROLES: LA SELECTIVIDAD

Cuando llegamos al médico con un brazo roto, esperamos que nos vayan a vendar o a escayolar. Esperamos una solución específica para el problema con el que vamos. Si nos vamos del médico con escayola o vendas en numerosas partes del cuerpo, sean o no el brazo roto, probablemente no volvamos más a ese médico.

De la misma forma, cuando vamos al médico con una enfermedad para la que suponemos que se nos va a determinar un tratamiento que va a tratar con las células enfermas dejando las células sanas intactas, de nuevo, prevemos una solución específica.

La selectividad de los posibles tratamientos, sean con medicamentos sintéticos o con productos naturales, se determina a través de una serie de experimentos específicos. Las pruebas se realizan en células sanas y células dañadas. Se prepara una serie de pruebas de receptáculos con el mismo número de células en cada uno, de manera que los ensayos individuales se puedan realizar tanto en las células sanas como en las células dañadas en una gran variedad de niveles de dosis del agente restaurador en cuestión. Se designa una pequeña dosis para comenzar con el ensayo y esta dosis se incrementa logarítmicamente de forma que la siguiente dosis máxima siempre es diez veces mayor que el nivel de la dosis del ensayo anterior.

La concentración se incrementa de este modo hasta que se alcanza una dosis más allá de la que el cuerpo humano pueda adquirir. En cada receptáculo se lleva una evidencia del porcentaje de células sanas y dañadas destruidas. Por cada tipo de célula se registra la dosis por la cual mueren el 50% de las células. Después, se obtiene una proporción de esta dosis a este nivel y se usa como medida métrica de la selectividad del tratamiento. La selectividad de 1 significa principalmente que el agente terapéutico es tan tóxico para los tejidos sanos como para los tejidos dañados. Cuanto mayor sea el número de la selectividad más selectiva será la terapia en atacar a las células dañadas.

Desde un punto de vista práctico, se debe mirar a la cantidad de tejido sano en el cuerpo humano comparado con la cantidad de tejido dañado. Cuando un agente con una selectividad de 1 se introduce dentro del cuerpo humano, destruirá el tejido sano con la misma propensión con la que destruirá los tejidos dañados, pero lo aumentará mucho más en los tejidos sanos que en los tejidos dañados. Por consiguiente, se destruirá un número mucho mayor de tejido sano; por eso es tan importante la selectividad del agente.

Se han llevado a cabo pruebas de selectividad en una amplia gama de salvestroles y los resultados son excepcionales. La investigación de los salvestroles comenzó con dos de ellos: el S40 y el S31G. La diferencia principal entre estos salvestroles es que el S31G es lipofílico, es decir, se dispersa fácilmente por el tejido, pasa a través de la barrera sanguínea del cerebro y llega hasta tejidos que los componentes no lipofílicos alcanzarían con mayor dificultad. El S31G se encuentra en muy pocas plantas, por ejemplo en distintas variedades de mandarinas, aceitunas y espárragos. Se ha descubierto recientemente una nueva subcategoría de salvestroles, la serie 5.

La siguiente tabla presenta la selectividad de una quimioterapia clásica y lo contrasta con la selectividad de una clase de salvestroles incluyendo los dos primeros, más algunos de la serie 5 que han sido descubiertos recientemente.

Compuesto:	Clasificación:	Puntos de selectividad:
Metotrexato	quimioterapia	= 1
S40	Salvestrol	= 10
S31G	Salvestrol	= 22
S52	Salvestrol	= 32
S54	Salvestrol	= 1,250
Stilserene	salvestrol sintético	= 4,304
S55	Salvestrol	= 23,000

La selectividad de los salvestroles representa una mejora importante con respecto a la quimioterapia clásica. Lo importante de la selectividad de los salvestroles de la serie 5, como los S55, es que van más allá de aquellos obtenidos por el medicamento stilserene que el profesor Potter descubrió en un principio. La naturaleza ha tenido mucho tiempo para obtener esto.

La selectividad que vemos con los salvestroles viene del hecho de que están dirigidos a la enzima CYP1B1. Actúan como profármacos naturales con su combate contra el cáncer definido dentro de las células cancerosas. El tejido sano queda intacto. Este es un enorme paso hacia adelante en comparación con los tratamientos convencionales contra el cáncer y es una característica distintiva de los salvestroles.

La figura 2 representa la selectividad de los salvestroles. Las células de una mama normal sana no contienen CYP1B1, por lo tanto no activan los salvestroles y se mantienen totalmente intactas, es decir, ninguna de estas células muere con la concentración de salvestroles mostrada en esta figura. Por el contrario, las células cancerosas de la mama, contienen CYP1B1 y, como podemos ver, la CYP1B1 activa los salvestroles y las células cancerosas de la mama comienzan a desaparecer. Por el contrario a lo que observamos con el resveratrol, cuando se incrementa la dosis de este salvestrol, aumenta el porcentaje de muerte de las células cancerosas. Esto es exactamente como debería de ser un tratamiento en particular.

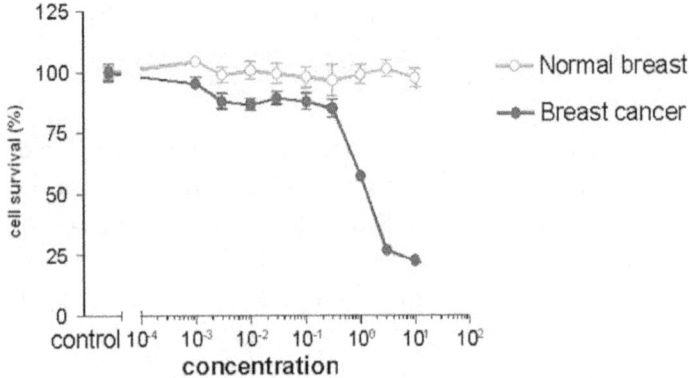

Figura 2. Bioactivación del salvestrol. (Figura reproducida con el permiso del profesor Gerry Potter).

EL PAPEL DE LOS SALVESTROLES EN LAS PLANTAS

Para poder entender con detalle los salvestroles, es necesario entender su papel en las plantas que los producen. Las plantas son objeto de ataque por parte de varios patógenos, principalmente de los hongos. Estos ataques por lo general suceden al final de la fase de maduración. Estos patógenos normalmente atacan la piel de la fruta o las raíces de la planta. Como respuesta a estos ataques, las plantas han desarrollado un mecanismo de defensa y ese mecanismo de defensa son los salvestroles.

Principalmente los salvestroles se producen en las plantas cuando y si lo necesitan. Cuando la planta es atacada, se obtienen los salvestroles en el lugar de la infección: la piel de la fruta o la raíz de la planta. Desde este lugar los salvestroles se introducen en el patógeno.

Se sabe que los hongos, como los humanos y otras formas de vida, albergan varias enzimas del citocromo P450. La destrucción del patógeno es causado por el metabolismo del salvestrol en un agente antifúngico, dentro del hongo, por medio de la enzima del citocromo P450 en los hongos que tienen una actividad metabólica similar a la de la enzima CYP1B1 en las células cancerosas. Los salvestroles son agentes antifúngicos naturales.

La CYP1B1 puede ser una adaptación que nos permite adoptar el mecanismo de defensa de las plantas y hacerlo parte de nuestra propia defensa. La planta produce salvestroles que entran en el patógeno invasor y le produce la muerte a través de su metabolismo por la enzima CYP de los hongos. Comemos plantas ricas en salvestroles y esos mismos salvestroles se introducen en nuestras células cancerosas y les produce la muerte mediante el metabolismo por la CYP1B1. Además, los salvestroles entran en cualquier hongo que encuentren en el cuerpo humano y actúan como un agente antifúngico de la misma manera que lo hacen en las plantas de las cuales fueron obtenidos. En estas situaciones, parece ser que lo que es bueno para la planta es bueno para el jardinero.

Como se mencionó anteriormente, existen muchos salvestroles diferentes. Lo que se ha observado recientemente es el mero hecho de que los diferentes patógenos pueden ocasionar la producción de diferentes salvestroles. Este efecto puede llevarse a cabo dentro de la misma planta cuando se tengan que enfrentar a los ataques de grandes cantidades de patógenos (Daniels A., 2006). Este resultado despliega una fascinante panorámica de plantas muy interesantes para la producción de los salvestroles en general y para la producción de salvestroles específicos, o combinaciones específicas de salvestroles en particular, mediante una introducción selectiva de patógenos.

RELACIÓN ENTRE LA DIETA Y EL CÁNCER

Todos nos hemos encontrado con declaraciones afirmando haber relación entre la dieta y el cáncer. La Organización Mundial de la Salud ha lanzado una campaña a nivel mundial para que se incremente el consumo de frutas y verduras en un esfuerzo por detener el aumento de la enfermedad. Siguiendo este ejemplo, muchos departamentos gubernamentales de salud han iniciado sus propias campañas. (Una muestra de las distintas campañas se encuentra resumida en el apéndice 2).

Mientras la campaña para el incremento del consumo de frutas y verduras tiene un sentido intuitivo y apoyado por un trabajo epidemiológico, los defensores no explicaron cómo estos cambios dietéticos nos podrían ayudar. Ante la ausencia de tal explicación, estas campañas corren el riesgo de ser tomadas a la ligera o rechazadas por completo.

EL CONCEPTO DEL SALVESTROL: UN MECANISMO ACLARADO

El trabajo del profesor Potter y el profesor Burke ha convergido en una misma explicación a nivel molecular para relacionar la dieta con el cáncer. Un mecanismo que puede explicar cómo el consumo de frutas y verduras pueden prevenir y tratar el cáncer.

Hay tres componentes en el concepto del salvestrol. Estos son los salvestroles, la enzima CYP1B1 y los metabolitos que se forman mediante la metabolización de los salvestroles por la CYP1B1. Este mecanismo se conoce como el concepto del salvestrol.

Este concepto es ilustrado a continuación:

Fitonutrientes encontrados en frutas y verduras	+	Enzima intrínseca en células cancerosas	=	Apoptosis (muerte celular)
Salvestroles	+	CYP1B1	=	Agente anticancerígeno

Se manifiesta a menudo que las células cancerosas se forman en el cuerpo continuamente. Para una persona con una dieta rica en frutas y verduras ecológicas, podemos anticipar la siguiente hipótesis:

Los salvestroles se toman a través del consumo de frutas y verduras y entran en nuestras células. Los salvestroles pasan por los tejidos sanos sin ninguna consecuencia. Cuando entran en la célula cancerosa se encuentran con la enzima CYP1B1. La CYP1B1 metaboliza el salvestrol, transformándolo en un agente anticancerígeno en la célula cancerosa. Este

agente anticancerígeno, el metabolito, inicia entonces una se-
rie de procesos que resultan en la muerte de la célula cancero-
sa, apoptosis o muerte célular programada. Las células sanas
se mantienen sanas y las células cancerosas mueren.

El mismo mecanismo actúa independientemente de que la célula sea precancerosa, parte del cáncer primario o parte de la metástasis del cáncer primario. El mecanismo del salvestrol es, por lo tanto, tan importante en la preven-ción como lo es para el tratamiento del cáncer avanzado.

Desde esta perspectiva, podríamos anticipar que, cuan-do se ingieren las cantidades adecuadas de salvestroles, este mecanismo podría encargarse de las células cancerosas que se forman cuando comienzan a aparecer. Y a la inversa ocurre cuando la cantidad del consumo de salvestroles dis-minuye, el número de células cancerosas a las que se deja crecer probablemente aumentará.

Lo principal del mensaje de este mecanismo es que un cambio en la dieta puede tener enormes consecuencias a largo plazo para una mejora en tu salud. La inclusión de grandes cantidades de frutas y verduras ecológicas en nues-tra dieta representa un paso significativo hacia una buena salud.

UN EFECTO INTERESANTE

Los tumores son una mezcla de células cancerosas y células sanas. Cuando miramos por un microscopio la muestra de un tejido que se ha teñido para hacer visible la enzima CYP1B1, no vemos solamente una concentración marrón o negra. Las células con tinción marrón o negra (células cancerosas) están mezcladas con las células con tinción violeta (las células sanas).

El concepto del salvestrol traza un mecanismo muy específico. Los salvestroles solo llegan a ser mortales para la célula una vez metabolizados por la enzima CYP1B1. Por lo tanto, solamente son destructivos para las células cancerosas. Una finalidad de usar semejante tratamiento específico, es que con el tiempo los salvestroles selectivamente destruyen las células cancerosas dentro del tumor y dejan las células sanas intactas. El resultado puede ser que quede una gran concentración benigna de células sanas. Tal concentración benigna puede, en apariencia, seguir siendo preocupante, pues se puede presentar como un bulto. Para mitigar la preocupación de alguien con un bulto así, se puede necesitar una biopsia para probar que el cáncer ha sido erradicado y que el bulto restante es, en realidad, un conjunto de tejidos sanos.

6.
¿POR QUÉ ES TAN FRECUENTE EL CÁNCER?

Tiene que haber un cambio significativo en
la forma de acercarse a los alimentos, en la
forma de cultivarlos y en la forma que tenemos
de entender nuestra dieta.

❖ ANTHONY DANIELS

Con este ingenioso mecanismo para eliminar las células
cancerosas del cuerpo, uno puede preguntarse: "¿Por qué
es tan frecuente el cáncer? ¿Y por qué los pronósticos no
son buenos para aquellos que sufren de esta enfermedad?".
Desde la perspectiva del mecanismo de los salvestroles
(salvestrol + CYP1B1 = metabolito anticancerígeno) habría
cuatro factores que es de interés comentar.

El primero y más importante es la gran disminución de
los niveles de salvestroles en nuestra dieta. Sabemos por la
información de la Organización Mundial de la Salud que
más de la mitad de los casos de cáncer acaecen en los países

desarrollados a diferencia de los países subdesarrollados. La dieta, sin duda, juega aquí un papel muy importante.

En segundo lugar en importancia por méritos propios, sería la exposición de la enzima CYP1B1 a sus inhibidores. Si la enzima CYP1B1 es inhibida no puede realizar su papel de metabolizar los salvestroles.

En tercer lugar, y en mucha menor medida que los dos primeros factores, los polimorfismos de la CYP1B1 juegan, sin duda, algún papel en este mecanismo.

Por último, los niveles de CYP1B1 expresados en las células cancerosas de una persona están relacionados con la eficacia del mecanismo de los salvestroles.

DISMINUCIÓN DE LOS SALVESTROLES

Cuando el profesor Potter y su equipo de investigación salieron a encontrar salvestroles, analizaron miles de muestras de frutas, verduras y hortalizas. A través de estos estudios descubrieron que los salvestroles estaban presentes en cantidades muy pequeñas, y a menudo completamente ausentes en productos encontrados en los supermercados, mientras que muchos de los productos ecológicos tenían salvestroles en abundancia. En poco tiempo, hallaron que el suministro de alimentos en occidente es enormemente bajo en relación a su contenido de salvestroles.

HÁBITOS EN LA AGRICULTURA MODERNA

Para poder comprender la disminución de los salvestroles en nuestra dieta, tenemos que observar la influencia que ejercen los hábitos de la agricultura moderna. En el año

1700, la mecanización empezó a ejercer su influencia en la agricultura. La agricultura de monocultivo (una sola variedad de cultivo producida en campos de grandes dimensiones) se introdujo para aprovechar al máximo los

El rendimiento de estas máquinas tenía un gran coste. Cuando una sola variedad de cosecha se cultiva en un campo de grandes dimensiones, la cosecha entera se puede perder debido a la infestación por insectos específicos o malas hierbas o debido a una infección fúngica. Todas las plantas tienen la misma vulnerabilidad. A fin de combatir la devastación de los cultivos se introdujeron los herbicidas, los pesticidas y los fungicidas, para tener estas infestaciones bajo control. El resultado fue la obtención de productos en perfecto estado para llevar al mercado.

Este producto en perfecto estado, sin embargo, era muy escaso en salvestroles. Los salvestroles son parte de la defensa de las plantas contra los patógenos. De tal manera que, si la planta no está expuesta a patógenos por el uso de químicos para mantener la cosecha artificialmente libre de patógenos, las plantas no reciben ningún tipo de señales para producir salvestroles *(Magee, J. B., et al,. 2002)*. Por lo tanto, éstos no acaban en nuestra comida.

La manera de evitar este problema es mediante la producción ecológica. Los productos que han sido cultivados ecológicamente contienen niveles mucho más altos de salvestroles y no contienen residuos procedentes de pesticidas, fungicidas y residuos de herbicidas. Las investigaciones han indicado que el nivel de salvestroles en productos biológicos es hasta 30 veces mayor que en los productos obtenidos mediante métodos de cultivo moderno *(Burke, M. D., 2006)*. La incorporación de cuantos más productos orgánicos sea posible en nuestra dieta nos ayudará a incrementar el beneficio obtenido de los salvestroles. La utilización del alimento en su integridad ayudará más a incrementar los niveles de salvestroles, pues es en la piel de las frutas y en las raíces de las verduras donde son más abundantes. Una manera fácil de utilizar el alimento íntegro es incluir batidos en nuestra dieta.

LA FASE DE MADURACIÓN DE LOS PRODUCTOS DEL CAMPO

Los productos con buena presencia que encontramos en los supermercados ya no provienen únicamente de huertas o granjas de los alrededores. Nuestras frutas y verduras pueden provenir de diferentes continentes para asegurar que se nos ofrece todo lo que deseamos durante todo el año.

Los salvestroles se producen normalmente al final de la fase de maduración, pues es cuando la planta es más vulnerable a los ataques. El producto es generalmente recogido mucho antes de la fase de maduración y así estará preparado cuando llegue a las tiendas de alimentación que estén lejos. De nuevo, esto no da a la planta la oportunidad de producir salvestroles. La compra de productos ecológicos producidos en la zona, o el cultivo de las propias frutas y verduras, son formas excelentes de asegurarse de que el producto ha tenido la oportunidad de madurar sobre el terreno.

ANTIGUAS VARIEDADES DE PLANTAS CONTRA NUEVAS VARIEDADES DE PLANTAS

Otro impedimento adicional para la obtención de salvestroles en los suministros de alimentos, es debido a la introducción de nuevas variedades de frutas y verduras. La gente está acostumbrada al sabor dulce de la comida. En los ingredientes de los productos de las tiendas de alimentación vemos que se añade azúcar a muchísimos productos. Para satisfacer esta preferencia del consumidor, los agricultores han elaborado nuevas variedades de frutas y verduras que tienen un sabor más dulce.

Los salvestroles tienen a menudo un sabor ácido y amargo. La selección del dulzor en la producción de nuevas variedades, a menudo significa una elección frente a la producción de salvestroles. Por consiguiente, muchas de estas nuevas variedades no producen salvestroles o los producen en cantidades mínimas. El dulzor es obtenido a expensas de los salvestroles. Sin salvestroles en estas variedades, se necesita el uso de fungicidas artificiales para protegerlos, agravando aún más la situación.

Un estudio reciente referente a los fitonutrientes que favorecen a la salud en manzanas cultivadas ecológicamente y en manzanas cultivadas de manera convencional, incluyendo una variedad antigua, ilustra muchos de estos argumentos. Este estudio demuestra que las manzanas cultivadas de manera ecológica contienen niveles mucho más altos de fitonutrientes que favorecen a la salud que las manzanas cultivadas de manera convencional. Además de esto, el estudio demuestra que la piel de la manzana contiene niveles más altos de fitonutrientes que la pulpa. Sin embargo, aún más importante, el estudio demuestra que la manzana de variedad antigua contenía más fitonutrientes beneficiosos para la salud a un nivel mucho más alto en la piel y en la pulpa que los de las otras manzanas *(Li N., 2009)*. Las variedades modernas pueden no estar aportando la nutrición de la que disfrutaron nuestros antecesores. En la medida de lo posible, uno debe intentar introducir variedades antiguas en su dieta.

EL PROCESAMIENTO DE LOS ALIMENTOS

El procesamiento de los alimentos puede también llevar a una reducción de los salvestroles en nuestra comida. Por ejemplo, los arándanos son una buena fuente de salvestroles, sin embargo, cuando se prueban, normalmente no contienen salvestroles. La razón es que los zumos pasan por filtros especiales que quitan los compuestos que dan el sabor ácido y amargo para que el producto final sepa más dulce sin necesidad de añadirle azúcar. Puesto que los salvestroles tienen a menudo un sabor ácido, se eliminan junto con otra gran cantidad de compuestos. El resultado es un zumo de frutas 100% con un valor nutricional insuficiente. Es mejor comprar zumos ecológicos sin procesar para la obtención de salvestroles.

Un efecto relacionado con el procesamiento de los alimentos se encuentra en la producción del aceite de oliva. Las aceitunas son una buena fuente de salvestroles. Como recordarás, los salvestroles se obtienen de la cáscara de la fruta, pues esta es la parte donde atacan los patógenos. Antiguamente el aceite de oliva se producía usando molinos de piedra. Las piedras no solo exprimían la aceituna, sino que también arrancaban la piel y la despedazaban liberando en el aceite una gran cantidad de compuestos recogidos dentro de las células. El aceite de los restaurantes era turbio y dejaba sedimentos en la botella. También antiguamente las aceitunas se cultivaban sin pesticidas, fungicidas ni herbicidas. El resultado era un aceite rico en salvestroles.

La producción moderna de aceite de oliva implica prensados en frío y refinados. Los prensados en frío dejan la piel intacta y de este modo se liberan muy pocos salvestroles en el aceite. Lo que se libera en el aceite se refina para proveer al consumidor el aceite de color claro al que están acostumbrados. Una vez más, la nutrición sufre. Todavía hay agricultores que producen aceites de oliva de la manera tradicional. Busque distribuidores de aceite de oliva que usen aceitunas de agricultura ecológica que sean molidas con piedra y sin refinar. Esto puede ser bastante caro pero es posible encontrar este producto a precios razonables.

Esta situación se ve reflejada en la industria del vino. Como vimos en un capítulo anterior, el resveratrol se encuentra en la piel de las uvas. Hallamos el resveratrol en vinos franceses, en el pinot noirs en particular, pero no al mismo nivel en los denominados vinos del Nuevo Mundo. Hay dos aspectos a diferenciar. El primero, los franceses prefieren cultivar sus uvas sin usar fungicidas, pesticidas, etc. El segundo, estrujan las uvas y fermentan el vino con las uvas estrujadas. A medida que el alcohol es producido mediante la fermentación, el resveratrol es liberado de la piel de la uva e incorporado en el líquido. En la producción de vinos del Nuevo Mundo, las uvas son estrujadas y el jugo resultante es fermentado. La piel y la pulpa se desechan antes de la fermentación. Este proceso no permite que el alcohol libere el resveratrol de la piel de las uvas pues no está presente en el momento en el que se genera el alcohol.

BODEGA SUMMERHILL PYRAMIDE: UNA EXCEPCIÓN EN LOS VINOS DEL NUEVO MUNDO

Se llevó a cabo un análisis del contenido polifenólico del orujo de uva obtenido de la bodega Summerhill Pyramid en Kelowna, en la Columbia Británica, en Canadá (www. summerhill.bc.ca). Summerhill, bajo la dirección de Steve

Cipes, es un viñedo ecológico. Se obtuvieron muestras de los orujos de las uvas de una variedad de vinos blancos y tintos y de vinos blancos y tintos de hielo. Estos orujos son la sustancia pulposa que es apartada durante el proceso de elaboración del vino. Se analizó una gran variedad de polifenoles. Los resultados indicaron que había un alto contenido total en polifenoles en variedades de vinos tintos y blancos, pero las variedades de vino tinto tenían un contenido más alto en polifenoles que aquellas de vino blanco. Los vinos de hielo, tintos y blancos, tenían un contenido mucho más alto en polifenoles que los orujos que fueron cosechados más pronto. El vino tinto de hielo tiene unos contenidos de polifenoles mucho más altos que el de hielo blanco. Principalmente, los resultados pueden ser plasmados como se muestra a continuación:

Total del contenido de polifenoles en muestras de orujos de vino
Vino tinto de hielo > vino blanco de hielo > vino tinto > vino blanco

Estos resultados indican los beneficios de la agricultura ecológica. Los niveles polifenólicos y los niveles de salvestroles (los salvestroles son un subconjunto de los compuestos polifenólicos de las plantas) serán altos cuando las plantas sean cultivadas de manera ecológica. Estos resultados también sirven de ejemplo para ver los beneficios del cultivo en la fase final de maduración, al igual que los vinos de hielo que son recogidos al final de la temporada. Estas uvas tienen el mayor contenido de polifenoles. Finalmente, estos resultados indican que la producción de vinos del Nuevo Mundo pueden tener un nivel muy alto en polifenoles y por lo tanto un contenido de salvestroles, cuando el cultivo es ecológico y el método de producción incluye fermentación con las uvas estrujadas *(Pruh´homme A., 2009)*. Como diría Steve Cipes de la bodega Summerhill Winery *"este estudio demuestra que con el uso de procesos tradicionales y uvas ecológicas, se obtiene un vino que es excelente para la salud y también para el medio ambiente. También demuestra que no es necesario el uso de químicos para elaborar un excelente vino. Instintivamente siempre he sabido esto, pero es importante que ahora lo respalde la ciencia"*.

La combinación de prácticas modernas en el cultivo, largos recorridos en el transporte, la introducción de nuevas variedades de frutas y los procesos de elaboración de los alimentos nos dejan con un suministro de alimentos seriamente insuficiente en salvestroles. Sin salvestroles en la dieta, la enzima CYP1B1 no nos puede proteger contra el cáncer. Podríamos aprender algo del ejemplo puesto por la bodega Summerhill Pyramid.

LA INHIBICIÓN DE LA CYP1B1

La enzima CYP1B1 puede reaccionar con muchas sustancias además de los salvestroles. El ciclo de vida de la encima CYP1B1 es de unos tres días. Es decir, cada molécula de la enzima CYP1B1 es reemplazada por otra aproximadamente cada tres días.

Algunas de las sustancias con las que la CYP1B1 se puede encontrar, son inhibidores de esta enzima. Una vez que estas sustancias inhibidoras se unen a la CYP1B1, a ésta, desafortunadamente, se la impide metabolizar y activar los salvestroles. Por lo que alguien que tenga un inhibidor CYP1B1 en su cuerpo, tendrá los inhibidores y los salvestroles compitiendo por la enzima CYP1B1. La competición dependerá, por lo menos en parte, tanto de los niveles relativos de los inhibidores como de los niveles de los salvestroles en el cuerpo como también de la respectiva afinidad con la CYP1B1. Bastaría con decir que cuando los inhibidores de la CYP1B1 se encuentran en el cuerpo, uno puede perder los beneficios completos que los salvestroles podrían ofrecerle.

La inhibición de algunos inhibidores se mantiene en buen estado el tiempo completo del ciclo de vida de la enzima. Es importante que la gente que busca el beneficio de los salvestroles reduzca, o preferiblemente elimine, su exposición a los inhibidores de la CYP1B1, para dar a los salvestroles la mejor oportunidad de ser activados de forma que la muerte de la célula sea posible. El monóxido de carbono (ej. en el humo del tabaco), la vitamina B17 (ej. hueso del albaricoque y la cáscara de las almendras amargas, también encontrada como amigdalina o laetril) y ciertos fungicidas agroquímicos son potentes inhibidores de la CYP1B1.

Los fungicidas agroquímicos son doblemente problemáticos. Cuando se usan en la cosecha impiden a la planta la producción de salvestroles. Las plantas solo producen salvestroles en abundancia cuando están bajo el ataque de patógenos. Dentro del cuerpo humano, estos mismos fungicidas inhiben la enzima CYP1B1 por lo que uno no puede aprovechar en su totalidad los salvestroles que pueda haber en nuestro sistema. Realmente esta no es una situación ideal.

Los fungicidas agroquímicos son, por supuesto, usados en agricultura, pero también en otros lugares que hacen difícil que puedan evitarse. Los fungicidas pueden utilizarse en campos de golf, parques públicos, moquetas nuevas, champús anticaspa, pinturas de interior y pueden también ser añadidos a productos de limpieza que se usan para la limpieza de los conductos de calefacción.

LOS POLIMORFISMOS DE LA CYP1B1

Los salvestroles son metabolizados por la enzima CYP1B1. El metabolito origina una serie de acontecimientos dentro de las células cancerosas que les produce la muerte. La CYP1B1 existe predominantemente en su forma habitual u original. No obstante, hay cuatro tipos principales de CYP1B1 *(Li DN., et al, 2000)*. Hasta un 50% de la población hereda de sus padres uno de estos cuatro tipos de la enzima CYP1B1, lo que se denomina polimorfismo genético.

Se ha demostrado que estos polimorfismos son capaces de metabolizar los salvestroles de una forma diferente. Las investigaciones indican que la magnitud de reducción de la actividad probablemente no es muy alta (para un análisis detallado de los polimorfismos, ver el artículo de la revista Health Action Magazine, invierno de 2006, escrito por el profesor Dan Burke, *Burke D., 2006*).

Es importante hacer hincapié aquí en que, aunque las personas que hayan heredado un tipo raro de glaucoma (glaucoma congénito primario) tienen más tendencia a poseer diferentes tipos de CYP1B1 que son totalmente inactivos, esta enfermedad aparece casi únicamente en el sureste de Asia (el subcontinente indio) y en algunas partes de Oriente Medio. El tipo de glaucoma que predomina en los países occidentales no proporciona ninguna pérdida en la actividad de la CYP1B1. El glaucoma congénito primario afecta, aproximadamente, a una de cada 10.000 personas.

EXPRESIÓN DE LOS NIVELES DE CYP1B1

Los niveles de CYP1B1 que se expresan en las células cancerosas varían de un cáncer a otro y de una persona a otra.

Es de sumo interés la variabilidad de unas personas a otras. Cuando se comparan muestras de tejidos de un tipo específico de cáncer en diferentes personas, se observan varios niveles en las expresiones de la CYP1B1. Algunos expresan una gran cantidad de CYP1B1, mientras que otros expresan niveles relativamente bajos. El nivel de expresión dependerá de lo bien que una persona responda a los salvestroles. Cuantas más CYP1B1 haya para metabolizar los salvestroles, mejor responderá la persona. Dicho esto, las diferencias en los niveles de expresión pueden ser causadas por los diferentes métodos que usan los laboratorios para detectar y medir los niveles de la CYP1B1.

La CYP1B1 se deriva de una variedad de vías de inducción que la estimulan, es decir, de unos procesos que llevan a la producción de la CYP1B1. La ciencia en la que se amparan estas vías de estimulación está más allá de nuestra discusión actual. Sin embargo, sería suficiente decir que aquellas personas que expresan niveles muy bajos de CYP1B1, estarán experimentando alguna interrupción de una o más de estas vías de estimulación. Una manera de aumentar la producción de CYP1B1 es asegurándose de que se está tomando la cantidad diaria recomendada de biotina (vitamina H) en la dieta, pues la biotina ha demostrado estimular la producción de la CYP1B1.

7.

LA COMPAÑÍA NATURE'S DEFENCE

El hombre es una criatura que depende de
los alimentos. Si no se alimenta, muere. Si se
alimenta indebidamente, parte de él muere.

❖ EMANUEL CHERASKIN, M.D., D.M.D

La divulgación del trabajo realizado por investigadores
contra el cáncer produce, a menudo, una gran aceptación
por parte del público. El descubrimiento de los salvestroles
y la formulación del concepto del salvestrol, se hizo por las
continuas peticiones de ayuda por parte de aquellas personas que sufrían de cáncer, de sus amigos y de sus seres queridos que buscaban apoyo. Durante este tiempo, los miembros del equipo de investigación, como todos nosotros, se
encontraron con seres queridos y amigos diagnosticados
con cáncer.

Considerando que la alimentación es la base del concepto del salvestrol, la primera respuesta para el público fue el

formular recomendaciones para la dieta: señalar aquellos alimentos cultivados de manera orgánica que fueran ricos en salvestroles. El profesor Potter confeccionó lo que se llegó a conocer como la dieta roja y verde: en el apéndice 3 se encuentra una copia de esta, que ha sido cedida con su amable permiso.

El equipo de investigación estaba convencido que la naturaleza proveía un profármaco natural basado en alimentos en forma de salvestroles. La CYP1B1 servía como la enzima de rescate para metabolizar esos salvestroles en agentes anticancerígenos y eliminar las células cancerosas del cuerpo de la misma forma que el medicamento sintético stilserene. El equipo de investigación continuó explorando diferentes hierbas y alimentos que históricamente habían sido considerados como beneficiosos para la salud.

Mediante estos esfuerzos, el equipo descubrió que la alcachofa era una fuente muy rica y potente de salvestroles. Las alcachofas tienen una amplia parte externa que permite recoger salvestroles, pues está compuesta de muchas hojas pequeñas. Los salvestroles forman un notable 4% del peso de las alcachofas cuando están secas. Dada la eficacia de los salvestroles en cuestión y de su abundancia en las alcachofas, el equipo de investigación se entusiasmó mucho por este descubrimiento.

Accidentalmente, el profesor Potter recibió publicidad por correo anunciando los productos de una compañía de Leicester: The Herbal Apothecary (La Farmacia Herbal). Lo que le llamó la atención a Potter fue un producto de extracto de alcachofa, una fuente rica en salvestroles. Llamó por teléfono a The Herbal Apothecary y concertó una cita con su director gerente, Anthony Daniels.

ANTHONY DANIELS

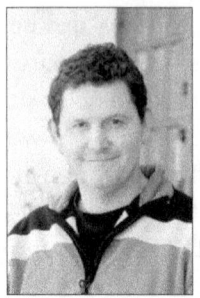

Anthony Daniels se formó como ingeniero mecánico y es una autoridad muy reconocida dentro de la industria herbolaria por sus técnicas innovadoras y por el desarrollo de nuevos productos. En los últimos quince años ha desarrollado sus conocimientos en los usos tradicionales de las plantas y hierbas. Es muy conocido por su experiencia en los métodos y en la tecnología usada en la extracción de plantas y hierbas.

Anthony fue pionero en una tecnología botánica única en materia ambiental, que convierte el aceite usado en una biomasa inocua. Posteriormente, desarrolló una tecnología botánica única para reemplazar el uso de agroquímicos en el cultivo de bananas con extractos botánicos igualmente efectivos.

Como fundador y director de The Herbal Apothecary, Anthony desarrolló una serie de contratos a nivel mundial dentro de la industria alimentaria, de los herbolarios y de los agricultores de productos ecológicos. Su experiencia resultó ser de gran importancia para desarrollar el trabajo del profesor Potter.

LA NECESIDAD DE UN SUPLEMENTO DE SALVESTROLES

El concepto del salvestrol señala los grandes beneficios de una dieta abundante en frutas y verduras cultivadas de manera orgánica. Con una dieta así, se podría ingerir la cantidad diaria de salvestroles que ayudara al cuerpo a eliminar las células cancerosas que pudiesen surgir. Esta dieta probablemente explica las tasas más bajas de cáncer en aquellas sociedades que aún viven principalmente de las frutas y verduras cultivadas de manera tradicional. Las células cancerosas están en continuo desarrollo y con una dieta así, los salvestroles, junto con la enzima de rescate CYP1B1, pueden detener el progreso de esta evolución y ayudar a prevenir el desarrollo completo del cáncer.

El problema al que se enfrenta el mundo desarrollado es diferente. El cáncer es algo muy común en nuestra sociedad. El consumo de salvestroles de la dieta occidental no es el más apropiado. Incluso aquellos que han cambiado a una dieta completamente ecológica, todavía pueden tener un consumo reducido de salvestroles si las variedades de frutas y verduras que están comiendo provienen de nuevas variedades y han sido procesadas para conseguir un sabor más dulce. Además de esto, la gente tiene un conocimiento mínimo sobre los salvestroles y un conocimiento casi nulo de los inhibidores que pueden intervenir en la capacidad que tiene la enzima de rescate de metabolizar los salvestroles.

En definitiva, el mundo occidental está intentando luchar contra una gran cantidad de cánceres que están completamente desarrollados al mismo tiempo que está intentando luchar contra el estilo de vida y los factores de riesgo en los lugares de trabajo que alimentan esta epidemia. Un simple cambio de dieta puede ser insuficiente para aquellos que tienen un factor de riesgo o que ya tienen la enfermedad activa.

DESARROLLO DE UN COMPLEMENTO ALIMENTICIO DE SALVESTROLES

En base a las discusiones relativas a la disminución de los salvestroles en los alimentos que consumimos, el profesor Potter y Anthony Daniels se dieron cuenta de que era necesario el desarrollo de un complemento alimenticio y formaron la compañía llamada Nature's Defence (UK) Ltd. como vehículo para desarrollar y promover la ciencia. Nature's Defense fue creada en enero del año 2004 con una serie de artículos corporativos que dirigieron sus beneficios a la investigación de los salvestroles.

Anthony Daniels se hizo cargo de determinar qué frutas y verduras eran las mejores fuentes de salvestroles. Se examinaron miles de alimentos. Fue una tarea especialmente laboriosa. Hay más de quinientas variedades de naranjas clementinas y menos de cinco de ellas producen salvestroles. Sin embargo, se encontró una serie de frutas potencialmente buenas en proveer salvestroles.

Esto por supuesto dejó la incógnita de dónde se podrían obtener grandes cantidades de frutas cultivadas ecológicamente para producir un abastecimiento de salvestroles de confianza. Probablemente no vendrían del Reino Unido en cantidades que permitieran sostener la producción de un complemento alimenticio. Anthony Daniels usó sus contactos de la industria alimentaria de todo el mundo y logró centrar la búsqueda en los lugares con las mejores perspectivas.

Una vez encontradas las fuentes abundantes de frutas, el obstáculo final a superar fue cómo extraer los salvestroles para poder garantizar que cada cápsula contuviese la cantidad de salvestroles que la investigación dictaba y que fuera eficaz para las personas que quisieran tomar salvestroles. Anthony hizo uso de los conocimientos que había adquirido en su búsqueda de un sustituto de los agroquímicos en la industria bananera para iniciar un método de extracción de dióxido de carbono (CO_2) que separara los salvestroles de los miles de fitonutrientes encontrados en la fruta. Habiendo superado estos obstáculos, Nature's Defense se pudo permitir llevar estos descubrimientos a aquellos que los necesitaban para la ayuda en su lucha contra la enfermedad.

MAXIMIZANDO LA EFECTIVIDAD DE LOS SALVESTROLES

Los salvestroles y la enzima de rescate CYP1B1 representan unos descubrimientos realmente extraordinarios. Sin embargo, si alguien quiere maximizar la efectividad de los salvestroles para mejorar su salud, hay algunos factores que son aconsejables considerar.

DIETA

El primero de ellos es un cambio en la dieta. Estos descubrimientos se dirigen al valor de los alimentos cultivados ecológicamente. Aparte del valor específico de los salvestroles, estos descubrimientos también nos recuerdan que todavía hay mucho que aprender acerca de los distintos componentes de los alimentos que comemos. A medida que la investigación continúe, se irán descubriendo más componentes beneficiosos en estos alimentos. El incorporar una gran cantidad de frutas, verduras, bayas y hierbas orgánicas en nuestra dieta nos ayudará a maximizar la efectividad de los salvestroles, nos proveerá con más salvestroles adicionales y nos pondrá en camino hacia una dieta que será beneficiosa para el resto de nuestra vida.

No todo el mundo vive en un lugar con un buen suministro de productos ecológicos. La incorporación de estos en la dieta, y en la medida de lo posible, que se puedan obtener en el lugar donde vivimos, representa una gran mejoría en la dieta. La adición a lo que se nos ofrece en el lugar donde vivimos de nuestra propia producción de alimentos sería una buena manera de asegurar el valor nutricional de lo que se come.

Maximizar el consumo de productos ecológicos, en relación con el consumo de productos no ecológicos, reducirá en gran medida la exposición a los agroquímicos. Puesto que muchos agroquímicos inhiben enzimas humanas, incluyendo la CYP1B1, este cambio en la dieta realmente merece la pena.

Cuando no pueda adquirir productos ecológicos, deje el producto no ecológico en agua acidificada (5-10% vinagre), alrededor de una hora. Esto ayudará a eliminar los químicos perjudiciales del alimento, lo cuál es muy beneficioso, pero no incrementará las propiedades nutricionales del producto no ecológico.

EJERCICIO

El segundo de estos factores es el ejercicio. Hacer un poco de ejercicio cada día ayuda al cuerpo a estar bien oxigenado. Hay varias razones por las que esto es beneficioso, pero bastaría con decir que una buena cantidad de oxígeno es importante para que la enzima de rescate CYP1B1 realice su papel eficazmente. La terapia de oxigenación hiperbárica también puede ser usada para asegurarse de que el cuerpo se mantiene bien oxigenado y la CYP1B1 tiene el oxígeno que necesita para funcionar eficientemente.

BIOTINA

Además de un cambio en la dieta y el ejercicio, la biotina puede ser beneficiosa. La biotina, o vitamina H, como se la denomina a menudo, ha demostrado estimular la producción de la CYP1B1 y aumentar su nivel. La biotina también ha demostrado inhibir el factor de transcripción NFkB, un factor importante en la supervivencia del tumor. Cantidades pequeñas de biotina pueden llevar a cabo esta función.

La biotina es un inductor enzimático no selectivo. Si alguien está recibiendo quimioterapia, la biotina no es recomendable pues esta inducción enzimática podría resultar en una disminución de la efectividad de la quimioterapia debido a su metabolismo por las enzimas inducidas por la biotina.

Con el cambio a una dieta rica en frutas, verdura y legumbres ecológicas, posiblemente esté adquiriendo la cantidad suficiente de biotina en su dieta.

Las siguientes frutas y verduras son fuentes de biotina:

manzanas	habas	frambuesas
alcachofas	coliflor	ruibarbo
aguacates	acelgas	fresas
plátanos	pomelos	tomates
grosellas	guisantes	sandías

(Esta es una lista ilustrativa, pero no completa)

Si se usan suplementos de biotina, la ingesta de 1 mg (1000 ug) al día sería suficiente. No sería conveniente tomar más de esta cantidad al día.

MAGNESIO Y NIACINA (VITAMINA B3)

La niacina o nicotinamida y el magnesio inducen un mayor beneficio. La niacina y el magnesio estimulan la reacción de activación de los salvestroles. Esto se logra mediante la consecución de la cantidad diaria recomendada (CDR) de cada uno. Diversas investigaciones han indicado que la actividad de la CYP1B1 se reduce en un 50% cuando no hay niveles adecuados de magnesio.

Una buena idea para alcanzar un nivel apropiado de niacina o nicotinamida sería obtenerlo a través de un complejo vitamínico B de concentración media, pues esto evitaría un desequilibrio de otras vitaminas B en el cuerpo. De nuevo, con el cambio a una dieta rica en frutas, verduras y legumbres, es muy problable que estén alcanzando estos niveles mediante la dieta.

Las siguientes frutas y verduras son fuentes de magnesio:

alcachofas	acelgas	hibisco
aguacate	aguacate	higos
guisantes	plátanos	berzas
calabazas	judías	lechuga
brécol	champiñones	espinacas

(Esta lista es ilustrativa, pero no completa)

Las siguientes frutas y verduras son fuentes de niacina:

espárragos	dátiles	melocotones
aguacates	higos	patatas con piel
brécol	berzas	ruibarbo
zanahorias	lechuga	espinacas
acelgas	mango	batatas
maíz	champiñón	tomates

(Esta es una lista ilustrativa, aunque no completa)

HIERRO

La CYP1B1, como otras enzimas CYP, utilizan el hierro de su núcleo para oxidar distintos compuestos que penetran en el cuerpo. Este es el modo en el que la CYP1B1 es capaz de metabolizar los salvestroles en metabolitos que inducen la muerte de la célula enferma. Las personas que sufren de cáncer a menudo padecen anemia, una situación que interfiere con la biogénesis de las enzimas de rescate tales como la CYP1B1. Por lo tanto, es importante que la cantidad diaria recomendada (CDR) de hierro se alcance a través de la dieta o a través de un suplemento. Aquellos que sufren de anemia deberían hablar de su necesidad de hierro con su médico.

En nuestras dietas el hierro viene de dos formas: hierro y hierro hemo. El hierro hemo se absorbe fácilmente, mientras que el hierro no hemo, no. Las fuentes de hierro hemo son las carnes, los productos avícolas, los pescados y los mariscos. Las fuentes de hierro son las frutas, las verduras, las hortalizas y las semillas. Cuando obtenemos el hierro de fuentes vegetales, es importante tomar algún alimento rico en vitamina C en la misma comida para ayudar a la absorción del hierro. Las plantas son fuentes menos eficaces de hierro que las fuentes animales.

Los siguientes alimentos son fuentes de hierro hemo:

vaca	mero	atún
hígado de pollo	ostras	pavo
almejas	cerdo	
cangrejos	gambas	

(Esta es una lista ilustrativa, pero no completa)

Las siguientes frutas, verduras y hortalizas son fuentes de hierro:

albaricoque	uvas	calabaza
alcachofas	pimentón	romero
grosella negra	melocotón	espinacas
repollo	guisantes	tomillo
canelas	ciruelas	berros
higo	patatas	

(Esta es una lista ilustrativa, pero no completa)

VITAMINA C

Se deben incluir fuentes alimenticias de vitamina C para ayudar a la absorción del hierro que consumimos de las plantas. La vitamina C también estimula el sistema inmunológico para ayudar al cuerpo a deshacerse de los restos de las células como resultado de la apoptosis. Un beneficio adicional de la vitamina C es que sirve de purificador antioxidante para la prevención de la disminución de los salvestroles en el cuerpo. Los médicos ortomoleculares han usado la vitamina C como parte del tratamiento para los pacientes de cáncer desde hace muchos años (*Fuller F, 2011*).

Las siguientes frutas, verduras y hortalizas son fuentes de vitamina C:

grosellas negras	frambuesas	grosellas rojas
brécol	naranjas	rosa mosqueta
coles de Bruselas	papaya	fresas
guayaba	perejil	bayas de goji
kiwis	ciruelas	
limones	pimientos rojos	

(Esta es una lista ilustrativa, pero no completa)

Si se usan suplementos de vitamina C, un gramo tres veces al día es suficiente. Consulte con su médico si desea tomar una cantidad mayor.

Resumen de los cofactores:

COFACTOR:	DOSIS DIARIA:
Biotina	1mg
Magnesio	RDA
Niacina (vitamina B3)	RDA
Hierro	RDA
Vitamina C	1 - 3g

UNOS ALIMENTOS MUY BUENOS

Hay una cantidad de alimentos que no solamente proveen salvestroles sino también diferentes cofactores. Entre ellos, la biotina, el magnesio, la niacina, el hierro y la vitamina C.

El incorporar alimentos que proporcionan tanto salvestroles como cofactores, ayudará a conseguir el beneficio completo de los salvestroles. Por supuesto, esto se conseguirá al máximo si estos alimentos son obtenidos de fuentes orgánicas. Algunos ejemplos de tales alimentos están indicados en cada una de estas tres categorías: frutas, verduras y hortalizas, mostradas debajo.

Frutas ricas en salvestroles	Cofactores presentes:				
Grosellas negras	Biotina			Hierro	Vitamina C
Higos		Magnesio	Niacina	Hierro	
Frambuesas	Biotina	Magnesio			Vitamina C

Hierbas ricas en salvestroles	Cofactores presentes:				
Albahaca		Magnesio	Niacina	Hierro	Vitamina C
Hierbabuena		Magnesio	Niacina	Hierro	Vitamina C
Perejil:		Magnesio	Niacina	Hierro	Vitamina C

Verduras ricas en salvestroles	Cofactores presentes:				
Aguacate	Biotina	Magnesio	Niacina	Hierro	Vitamina C
Acelgas	Biotina	Magnesio	Niacina	Hierro	Vitamina C
Guisantes	Biotina	Magnesio	Niacina	Hierro	Vitamina C
Judías verdes	Biotina	Magnesio	Niacina	Hierro	Vitamina C

Después de examinar estas tres listas de alimentos beneficiosos, uno se pregunta cómo aprovecharlos de manera eficiente. Aquí tenemos una sugerencia: juntar todos en una especie de rollito, como un crep.

Picar el aguacate, las acelgas, los guisantes, las judías verdes, la albahaca fresca y el perejil.

Mezclar dos cucharas soperas de aceite de oliva extra virgen ecológico con frambuesas, grosellas y pimienta negra para hacer el aliño.

Mezclar el aliño con las hierbas y verduras picadas. Añadirlo al rollito, enrollarlo y servirlo.

Suponiendo que sean ingredientes ecológicos, este rollito aportará salvestroles, biotina, magnesio, niacina, hierro y vitamina C. Todo incluido en este aperitivo fácil de preparar.

8

LA BASE ALIMENTARIA DEL CONCEPTO DEL SALVESTROL

Los salvestroles son "*el avance más significativo en nutrición desde el descubrimiento de las vitaminas*".

❖DAN BURKE, PH.D.

Es importante recordar que el concepto del salvestrol es un mecanismo de rescate basado en los alimentos. Esta puede ser la característica más destacada de estos descubrimientos. Tendemos a olvidar el valor de la comida y la vemos simplemente como fuente energética o como algo placentero mientras disfrutamos de la compañía de familiares y amigos. El concepto del salvestrol nos ayuda a recordar la importancia de los alimentos y de su calidad. Los alimentos sustentan nuestra vida y como ilustra el concepto del salvestrol, los alimentos nos pueden ayudar a mantener y a recuperar una buena salud.

La enzima CYP1B1 metaboliza los salvestroles que encuentra en nuestros alimentos (frutas, verduras y hortalizas) para ocasionar la muerte de las células enfermas. En este sentido, el concepto del salvestrol no depende de nuestro descubrimiento de algunas bayas, frutas, verduras y raíces específicas encontradas en algún lugar lejano.

EL CONSUMO DE SALVESTROLES EN LA HISTORIA

Este mecanismo de rescate se desarrolló primero en los mamíferos hace unos 150 millones de años y engloba el mundo entero. Los alimentos ricos en salvestroles son producidos en cada continente. No necesitamos preocuparnos de que solamente las bayas que se dan al pie del Himalaya, en la jungla amazónica o en las selvas tropicales de Haida Gwaii contengan los ingredientes de este mecanismo de rescate del salvestrol. Encontramos salvestroles en nuestro entorno independientemente de donde vivamos.

La dificultad, como hemos visto, es la reducción de los salvestroles en la dieta moderna. La investigación indica que la dieta, hasta los tiempos victorianos, incluía aproximadamente 12 mg de salvestroles al día. Por el contrario, la dieta moderna nos aporta solamente 2 mg de salvestroles al día.

EL SISTEMA DE PUNTOS DE SALVESTROL

Para traducir esta investigación en una guía práctica para obtener los niveles adecuados de salvestroles, los investigadores de *Nature's Defense* han elaborado un sistema de puntos y una serie de recetas.

Como se mencionó anteriormente, la característica más beneficiosa de un agente anticancerígeno es la selectividad: es decir, un agente que tenga como objetivo las células cancerosas mientras que deja las células sanas intactas. Cuanto más selectivo sea el agente anticancerígeno, más eficaz y beneficioso será. Cada salvestrol se diferencia por su selectividad. Lo que esto significa es que se necesita una cantidad diferente, en miligramos de salvestroles, para que cada salvestrol tenga el mismo efecto. Por ejemplo, 1 mg de S55 sería equivalente a 2.300 mg de S40.

Nuestra dieta no libera un solo nutriente, libera miles de ellos, incluidos los salvestroles. Esto, por supuesto, es muy beneficioso. Podemos obtener los nutrientes que necesitamos, como los salvestroles, junto con otros cofactores beneficiosos y otros nutrientes que nos ayudan a mantener una buena salud.

Teniendo esto en cuenta, no sería adecuado medir el contenido de salvestroles en miligramos, como se hace normalmente con los medicamentos. Para poder ver las diferencias en la selectividad de los distintos salvestroles e incluir algunos de ellos que pudieran hallarse en los alimentos, se realizó un cuadro de puntos para estandarizar el nivel total de salvestroles.

El sistema de puntos adopta el consumo alimenticio de la dieta victoriana como el consumo diario mínimo recomendado. Al componente de salvestroles en 12 mg de la dieta victoriana se le ha asignado 100 puntos de salvestrol; estos 100 puntos representan el mínimo que se debería alcanzar cada día para mantener un buen equilibrio. Los 2 mg de salvestroles normalmente encontrados en la dieta moderna representan como máximo 17 puntos de salvestrol. Alguien con buena salud debería consumir 350 puntos de salvestrol al día para mantener dicha salud. Aquéllos que están luchando con la enfermedad ya avanzada, necesitarían unos niveles de salvestroles mucho más altos. La investigación farmacocinética demuestra que, tras la ingestión de salvestroles, aparece un patrón habitual de rápido alcance de la máxima concentración en la sangre, y una posterior disminución de su concentración hasta valores mínimos. Además de este hecho, esta investigación demuestra que la actividad metabólica será más productiva y durará más si se consumen salvestroles en cantidad y al mismo tiempo, por ejemplo durante la comida, más que en pequeñas cantidades durante todo el día.

La ingesta de la cantidad diaria de puntos salvestrol durante el día igualaría al consumo de salvestroles de la dieta victoriana, es decir, la ingesta de salvestroles durante todas las comidas diarias ayuda a mantener un nivel de salvestroles más constante en la sangre durante todo el día. La noche sería un periodo de tiempo para que el cuerpo elimine las células que se han destruido durante el día.

En el libro *Salvestrol Richest Recipes* (las recetas más ricas en salvestroles), que surgió como resultado de haber comparado más de 8.000 recetas, se representa el número de puntos de salvestrol que se obtendría de una porción normal de cada receta. El libro de recetas asume el uso de frutas, verduras y hortalizas no ecológicas, pues éstas son las más comunes. La cantidad de puntos de salvestrol de cada receta puede ser triplicada si los ingredientes son de origen ecológico.

RECETAS: PUNTOS DE SALVESTROL EN LA PRÁCTICA

Para mostrar cómo funciona el sistema de puntos, examinemos una receta muy sencilla de zanahorias silvestres con hierbabuena para acompañar el plato principal de una cena.

Las zanahorias se lavan pero no se pelan, se hierven ligeramente y se sirven con mantequilla, un poco de miel y se adornan con hierbabuena. Una porción normal sería de 3 zanahorias por persona. Una porción así nos proveerá con 5 puntos de salvestrol. Si las zanahorias y la hierbabuena fuesen adquiridas de fuentes ecológicas, cada persona que las haya consumido recibirá 15 puntos de salvestrol de este ingrediente de la comida.

Al combinar los ingredientes ricos en salvestroles en cada comida, uno puede alcanzar 100 puntos de salvestrol cada día. Sin embargo, se alcanzarán mucho más fácilmente los 100 puntos de salvestrol con una dieta ecológica.

No hay que preocuparse por consumir más de 100 puntos de salvestrol en un día. Los salvestroles están en los alimentos que consumimos y es perfectamente segura la ingestión de más de 100 puntos.

Para alcanzar los 100 puntos de salvestrol cada día tendríamos que aumentar en gran cantidad el consumo de frutas, verduras y hortalizas.

Cuando extrapolamos la receta de las zanahorias, vemos que se tendrían que comer 60 zanahorias cultivadas de forma no ecológica, preparadas según esta receta, para alcanzar 100 puntos de salvestrol. Estos puntos se podrían obtener con sólo 20 zanahorias cultivadas de manera ecológica preparadas según esta receta. Naturalmente nadie va a comer tantas zanahorias en un día. Si miramos a este ejemplo desde el punto de vista de unidades de frutas y verduras en vez de fijarnos solamente en las zanahorias, podemos ver que podría ser necesario un aumento en nuestro consumo de frutas y verduras, especialmente si estamos utilizando productos de cultivo no ecológico. Para demostrar este punto, se pueden ver en el apéndice 4 más recetas ricas en salvestroles.

Las recetas de salvestroles, junto con sus puntos por cada porción, están disponibles en *Nature's Defence*.

9.
MOTIVO DE OPTIMISMO

El arte de la medicina consiste en entretener
al paciente mientras la naturaleza cura la
enfermedad.

❖VOLTAIRE

Dentro del concepto del salvestrol hay un número de
situaciones especiales y vamos a referirnos a tres de ellas
brevemente. En particular, vamos a discutir un par de situaciones donde el pronóstico para los pacientes que están
usando métodos convencionales no es muy bueno.

CÁNCER DE OVARIO

La primera situación que vamos a discutir es el cáncer
de ovario. El cáncer de ovario y sus metástasis han demostrado que producen la enzima CYP1B1 en gran abundancia, hasta seis veces más que los niveles encontrados en
otroscánceres (*McFadyen MCE, et al., 2001*). Lógicamente,

cuantas más enzimas CYP1B1 haya, mayor será la probabilidad de que se active cualquier salvestrol en el cuerpo de la persona que tenga cáncer de ovarios y así causar la muerte de las células cancerosas. Esto es una gran noticia para aquéllos que sufren de cáncer de ovario. Esto también aboga por la implantación de una dieta rica en frutas y verduras ecológicas y, de este modo, por la incorporación de salvestroles para las personas que sufren de cáncer de ovario.

MESOTELIOMA

Se ha descubierto que en el 98% de los casos estudiados de mesoteliomas la CYP1B1 está presente en las células malignas de manera abundante, tal y como se ve en los cánceres de ovario. Una vez más, es lógico pensar que esta gran cantidad de CYP1B1 facilitará la muerte de las células si existen niveles suficientes de salvestroles en los cuerpos de las personas con mesotelioma. Dado el mal pronóstico para el mesotelioma mediante la terapia convencional, sería prudente para los que lo sufren, incorporar una dieta rica en salvestroles.

ANIMALES DE COMPAÑÍA

La enzima CYP1B1, nuestra enzima de rescate, como prefiere llamarla el profesor Potter, se expresa en otros animales además de los seres humanos. Una diversidad de animales como peces, anguilas, focas, delfines y ranas, junto con moscas de la fruta, ratones, ratas, vacas y perros, pueden expresar la enzima CYP1B1 o, como mínimo, una enzima que sea muy similar. Por lo que aquéllos que hayan visto a la mosca de la fruta morir de cáncer pueden deducir, con seguridad, que su fruta no era ecológica.

Los amantes de los perros se darán cuenta enseguida de la importancia de la CYP1B1 para sus animales. Muchos han perdido una mascota debido al cáncer y si la CYP1B1 puede servir de enzima de rescate para los seres humanos mediante su metabolización por los salvestroles, entonces quizá podría desempeñar la misma función en los animales. Todos nos habremos dado cuenta de que los perros comen hierba cuando están enfermos. Quizá esto sea una respuesta instintiva que les permite favorecerse de los beneficios en la salud que proporciona el concepto del salvestrol.

El metabolismo más rápido de los perros les permite procesar niveles más altos de salvestroles de una forma más eficaz que en los seres humanos. Por supuesto, el peso de los perros tiene que ser tomado en cuenta dada su enorme variabilidad en tamaño. Al igual que en los seres humanos, lo mejor sería suministrar al perro salvestroles con la comida.

OTRAS ENFERMEDADES

El concepto del salvestrol se puede ver como uno de los mecanismos de rescate del cuerpo para acabar con las células que necesitan ser exterminadas. Puesto que los investigadores principales son investigadores del cáncer, el centro de sus investigaciones ha sido este. Sin embargo, hay muchas células a las que se necesita eliminar y destruir y hay algunas evidencias de que este mecanismo es algo más amplio que el propio ámbito del cáncer.

Mientras se investigaban los tejidos enfermos para ver la presencia de la enzima CYP1B1, el equipo de investigación descubrió que esta singular enzima se expresaba también en la colitis ulcerosa. La importancia de este hecho es que estas células deberían de ser exterminadas también mediante el metabolismo de los salvestroles. La persona que sufre de colitis ulcerosa puede obtener alivio con una dieta rica en frutas y verduras ecológicas o mediante un suplemento de salvestroles.

Los desórdenes autoinmunes son otra área donde un incremento del nivel del consumo diario de salvestroles parece resultar en una disminución en la inflamación y beneficiar a la persona que los padece. Los desórdenes autoinmunes se están incrementando. Las células inmunológicas se supone que desaparecen una vez que han hecho su trabajo. En ciertos desórdenes autoinmunes hay un acúmulo de células inmunológicas desarrolladas que, en vez de morir, continúan trabajando, dañando al tejido sano. Uno puede ver fácilmente que, si la dieta es baja en salvestroles, la inflamación prevalecerá y ciertos desórdenes autoinmunes, como la artritis, podrían desarrollarse.

Podemos recordar nuestra discusión inicial sobre el resveratrol en capítulos anteriores, donde se ponía de manifiesto que su interés principal provenía de las investigaciones sobre sus efectos en la salud cardiovascular. Desde que se han descubierto nuevos salvestroles, hay pruebas preliminares de que el salvestrol lipofílico S31G, puede disminuir la tensión alta. Todavía se necesitan investigaciones posteriores para entender este efecto en profundidad.

Finalmente vale la pena repetir que los salvestroles podrán efectuar la misma función antifúngica en los seres humanos de lo que lo hacen en las plantas. Esto no significa que un salvestrol pueda combatir cualquier infección fúngica, pues los salvestroles tienden a ser específicos para un patógeno. Sin embargo, una dieta variada, rica en frutas y verduras ecológicas, proveerá una serie de salvestroles que ayudará con muchas infecciones comunes que sufren las personas, como la infección por cándida, el pie de atleta, etc.

Aunque el enfoque de este equipo de investigación es el cáncer, estos descubrimientos adicionales indican que los salvestroles pueden ser muy beneficiosos para la salud.

Con el tiempo, esperamos conseguir que haya un entendimiento más amplio de los mecanismos de la muerte celular en otras enfermedades y trastornos. Mientras tanto, no nos equivocaremos al incrementar el consumo de frutas y verduras ecológicas.

10.
ÚLTIMOS DESCUBRIMIENTOS

La mejor manera de tener una buena idea es teniendo muchas ideas.

❖LINUS PAULING

Nature's Defense está realizando un programa de investigación destinado a expandir el conocimiento de los salvestroles, las fuentes de alimentos que proporcionan salvestroles y las enzimas que los activan, como la CYP1B1. Mientras aumenta la comprensión de todos los matices que envuelven al concepto del salvestrol, *Nature's Defense* sigue obteniendo los conocimientos necesarios para aumentar la utilidad de los salvestroles, ya sean obtenidos a través de la dieta, de los suplementos o de ambos, y las personas afectadas con cáncer serán las que se beneficien de un conocimiento más amplio de estos.

EFECTO SINÉRGICO ENTRE LOS SALVESTROLES

Los salvestroles S40 y S31G fueron los salvestroles originales encontrados en los suplementos de salvestroles. La principal diferencia entre estos dos salvestroles es que el S40 es hidrofílico mientras que el S31G es lipofílico. Es decir, el S31G se puede difundir fácilmente a través de los tejidos, permitiéndole alcanzar todo el cuerpo con facilidad. El salvestrol S40 es transportado por todo el cuerpo a través el sistema circulatorio.

Los análisis recientes han dirigido a los investigadores de *Nature's Defense* a sospechar que existe una relación sinérgica entre el S40 y el S31G y de hecho entre todos los salvestroles, produciéndose una mayor activación y efectividad conjunta que la observada con ambos por separado. Además, cada salvestrol específico tiene sus beneficios nutricionales exclusivos aparte de los derivados de su metabolización mediante la CYP1B1. Puesto que los salvestroles se obtienen normalmente de los alimentos, durante nuestra alimentación consumimos más de un salvestrol junto con varios cofactores de los salvestroles. Esta sinergia sigue el patrón propio de la ingestión de los salvestroles.

LA SERIE 5 DE LOS SALVESTROLES

El salvestrol S55 es uno de los salvestroles de nueva generación que se han encontrado recientemente. Como hemos visto, la eficacia de los agentes anticancerígenos se mide mediante su selectividad. Es decir, su habilidad de terminar con las células cancerosas sin dañar a los tejidos sanos. El S55 tiene la misma o incluso mayor selectividad que la que puede alcanzar el profármaco stilserene que creó el profesor Potter teniendo como objetivo la CYP1B1. Este es un compuesto muy potente basado en los alimentos y con una selectividad concreta. La serie 5 de salvestroles es muy prometedora y sigue siendo el objetivo de numerosas investigaciones.

El descubrimiento de la serie 5 de salvestroles reitera el continuo compromiso de investigación apoyado por *Nature's Defense*. La búsqueda de otros salvestroles interesantes sigue continuamente en proceso.

DESARROLLO DE UN NUEVO PRODUCTO

Tras el descubrimiento de una nueva generación de salvestroles altamente eficaces, los investigadores de *Nature's Defence* están trabajando en profundizar en la comprensión de estos compuestos para que puedan, en última instancia, ser incorporados en nuevos productos.

El descubrimiento del concepto del salvestrol señala que el enfoque que se ha adoptado con los salvestroles no sólo es un enfoque útil para aplicar en otras enfermedades sino que también constituye un enfoque más orientado hacia cánceres específicos. Si el tiempo y los recursos lo permiten, la investigación será ampliada para incluir estos nuevos objetivos en las investigaciones. Se harán todos los esfuerzos necesarios para combinar nuestro entendimiento del desarrollo de la enfermedad con la detección de alimentos para obtener los tipos de fitonutrientes más beneficiosos.

ESTUDIO DE LOS CASOS

En los últimos años, el equipo de investigación ha tenido la ocasión de seguir el progreso de varias personas que han estado usando salvestroles como parte del plan para superar el cáncer. En el 2007, cinco personas acordaron participar en estos estudios. Los cánceres de estas personas incluyeron: un carcinoma espinocelular de pulmón en estadio 2-3, un melanoma en estadio 4, un cáncer de próstata, un cáncer de mama agresivo en estadio 3 y un cáncer de vejiga. Cada una de estas personas se recuperó completamente de su cáncer (*Schaefer B., 2007*). En el 2010, seis personas más acordaron participar en estos estudios. Estas personas estaban diagnosticadas con un cáncer de mama en estadio 3, un cáncer de hígado en estadio 2, un cáncer de colon, un cáncer recurrente de próstata, un cáncer de próstata con escala de Gleason 6 (3+3) y un linfoma Hodgkin B en estadio 3. De nuevo, todas estas personas tuvieron una recuperación completa de su cáncer (*Schaefer B., 2010*).

La observación de las personas, mediante su participación en el estudio de sus casos concretos, nos lleva a creer que las personas que mejor responden, son aquellas que aceptan un cambio en su estilo de vida y en su dieta conjuntamente con el uso de salvestroles. Parece que un cambio hacia una dieta más ecológica, con un mayor énfasis en el consumo de frutas y verduras, junto con la práctica de un programa de ejercicio moderado y el uso de salvestroles, ayudará a la obtención de los beneficios reales de los salvestroles.

El estudio de estos casos ha demostrado que algunas personas responden muy rápido a los salvestroles. Además, algunas personas responden muy bien a pequeñas dosis de salvestroles. Aunque estas personas representan una minoría de aquellas que se benefician de los salvestroles, se formulan preguntas importantes para la investigación futura. ¿Por qué algunas personas responden de manera rápida o responden con pequeñas dosis? ¿Son más eficaces en la absorción de los salvestroles? ¿Son más eficaces en metabolizar los salvestroles? Esperemos que futuras investigaciones puedan responder estas preguntas.

En este momento se está haciendo un estudio de seguimiento para evaluar la progresión de estas 11 personas. Cuando estos estudios se hayan terminado, se publicarán para que estén disponibles. Además de estas, hay otras personas cuyos casos están siendo estudiados. Cuando se haya terminado el estudio, se publicaran nuevos casos de cáncer de mama en estadio 1, de carcinoma espinocelular del ano, de cáncer de ovario, de hiperplasia benigna de próstata y de leucemia linfocítica crónica. Los estudios de casos representan un componente importante del esfuerzo en la investigación en su conjunto y constituirán un área en desarrollo de la investigación.

FORMACIÓN DEL PROFESIONAL

Muchos profesionales han mostrado interés en recibir formación sobre los salvestroles y sobre su uso. Como respuesta a esta demanda, *Nature's Defence* ha desarrollado un programa de formación para profesionales que aborde esta necesidad.

El programa de formación consta de varios módulos con una sesión de preguntas y respuestas al final de cada módulo. A los profesionales se les anima a discutir la investigación que se ha presentado. Los varios módulos permiten a los participantes:

- ❖ Reconocer las aplicaciones y los usos de los salvestroles
- ❖ Usar los salvestroles de manera apropiada para la salud de los pacientes
- ❖ Identificar los factores que influyen en la efectividad de los salvestroles
- ❖ Recomendar una dieta que complemente el uso de salvestroles
- ❖ Tomar decisiones meditadas acerca del uso de salvestroles
- ❖ Sondear con otros colegas el potencial uso de salvestroles
- ❖ Comenzar a entender los fundamentos de la ciencia que envuelve los salvestroles
- ❖ Hacer preguntas razonadas acerca de los salvestroles

Si el curso se termina con éxito, se dará un certificado que acredite que la persona que lo ha recibido está cualificada para ofrecer asesoramiento sobre salvestroles. Los titulares de este certificado se publicarán en relevantes páginas web sobre salvestroles para que posibles clientes puedan localizarlos con facilidad.

11.

HERRAMIENTAS PARA LA DETECCIÓN DEL CÁNCER

Tanto si piensas que puedes como si piensas
que no, tienes razón.

❖HENRY FORD

A lo largo de los años, el equipo de investigación ha tenido muchas discusiones que han girado alrededor de la necesidad de disponer de mejores herramientas clínicas para la investigación contra el cáncer. En el 2007 tomamos la decisión de abordar esta necesidad y formar una nueva compañía llamada *CARE Biotechnologies Inc.*, para llevar a cabo nuevas investigaciones con el objetivo de obtener estas herramientas. Los investigadores de *CARE Biotechnologies* están trabajando en el diseño de dos análisis de sangre distintos para la detección precoz del cáncer, para la observación de la progresión de la enfermedad y la individualización del tratamiento y para el seguimiento de las personas en remisión.

LA NECESIDAD DE NUEVAS HERRAMIENTAS CLÍNICAS

Las herramientas clínicas existentes presentan una doble dificultad. La tecnología actual sólo puede detectar el cáncer una vez que este ha crecido y presenta entre 10^8 y 10^9 células (si miramos a la uña del dedo meñique, la mitad de ese tamaño se corresponderá a unas 10^8 y 10^9 células, más o menos el tamaño de un guisante); una vez que el cáncer alcanza las 10^{12} células (alrededor de un litro de células) la persona ya ha muerto. Cuando la tecnología moderna puede diagnosticar que tiene esta enfermedad, esta ha crecido ya de manera silenciosa alrededor de un 75% de su vida (Dan Burke ha escrito un artículo excelente sobre este tema: *Burke, MD, 2009*).

Por otro lado, el problema es que una vez que alguien ha sido diagnosticado con esta enfermedad, no hay buenas herramientas para la mayoría de los cánceres, para el seguimiento de su progresión, para la eficacia de su tratamiento ni para la detección de la recurrencia de la enfermedad.

En la figura 3 podemos ver las implicaciones del crecimiento silencioso del cáncer. El área gris representa el crecimiento del cáncer sin detectar.

Este hecho tiene implicaciones para las personas que empiezan a pensar en la prevención del cáncer. Ellos asumen que no tienen la enfermedad. Quizá incluso consulten a un médico para que les aconseje acerca de cómo prevenir el cáncer, pero este consejo también es probable que se dé asumiendo que no tienen la enfermedad y, sin embargo, puede que se encuentren por debajo del nivel de detección de la misma en esa curva. Si ya están por encima de esta curva, las dosis preventivas disminuirán la tasa de crecimiento del cáncer sin impedir que el cáncer atraviese el nivel de detección.

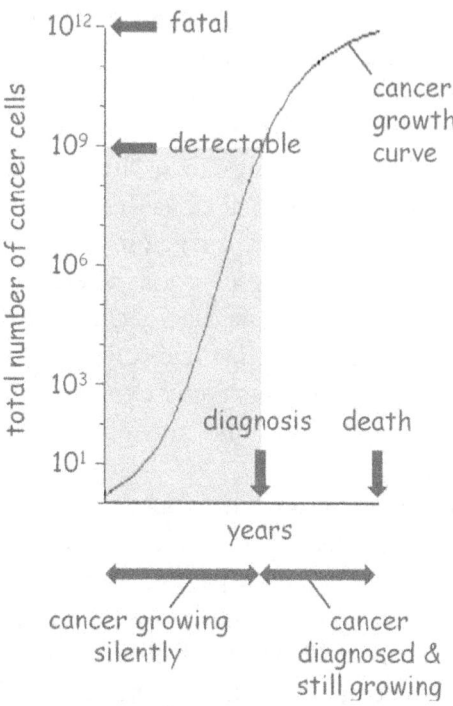

Figura 3. El crecimiento silencioso del cáncer. Reproducido con el permiso del profesor Dan Burke.

La figura del crecimiento silencioso del cáncer también tiene implicaciones para las personas que han pasado por esta enfermedad y su médico les ha corroborado que ya están "limpios". Esta afirmación simplemente puede significar que su enfermedad está por debajo del nivel de detección. Puede que, en realidad, ya estén curados de esta enfermedad y no tengan más células cancerosas en su cuerpo que cualquier persona sana. Sin embargo, "limpio" podría significar que el médico simplemente no puede detectar las células cancerosas en una situación donde el número de células cancerosas está justo por debajo de los niveles detectables por la tecnología, es decir, dentro del área del crecimiento silencioso del cáncer. Este es un escenario muy probable para aquellas personas a las que se les ha dicho que estaban "limpias" y luego se les ha vuelto a diagnosticar el cáncer en un par de años. Los estudios del crecimiento silencioso del cáncer sugieren que cualquiera al que se le haya dado el alta completa debería seguir con una buena dieta y con los cambios en el estilo de vida, incluyendo la inclusión de más salvestroles en su dieta para asegurarse que el nivel de las células cancerosas existentes disminuya muy por debajo del nivel de detección.

¿No sería maravilloso si tuviésemos un análisis de sangre que se pudiese usar para detectar cualquier cáncer, que fuera tan sensible como para encontrar la presencia de la enfermedad mucho antes de que se hayan alcanzado 10^8 y 10^9 células? Piense qué fácil sería ayudar a estas personas a recuperar su salud. ¿No sería bueno si, con un solo análisis, se pudiese observar cualquier cáncer con un nivel de exactitud que pudiese revelar con facilidad si el tratamiento está o no funcionando y si la dosis es suficiente? Un análisis de sangre que se pueda emplear y sea preciso con el cáncer de páncreas como lo es con el cáncer de mama, un análisis de sangre que se pueda emplear y sea preciso con el cáncer suprarrenal como lo es con el cáncer de próstata. Herramientas como estas podrían hacer la vida mucho más fácil tanto a los médicos como a los pacientes.

DESARROLLO DE HERRAMIENTAS CLÍNICAS PARA LA DETECCIÓN PRECOZ Y EL SEGUIMIENTO DEL CÁNCER

La necesidad de nuevas herramientas clínicas es algo obvio. Una de las grandes implicaciones del trabajo previo del profesor Potter y Burke es que establece el marco idóneo para realizar los análisis que acabo de describir.

Inicialmente, comenzamos a trabajar con las herramientas previas disponibles. Teníamos gran experiencia con las enzimas CYP y con los metabolitos secundarios de las plantas y con su metabolismo mediante las enzimas CYP. Concretamente, teníamos la CYP1B1, el marcador universal del cáncer y los salvestroles, profármacos naturales, lo que en este contexto equivalía a empezar a buscar en los fluidos corporales.

Considerando el mecanismo CYP1B1-salvestrol deberíamos buscar aquello que nos hablara de la presencia y del estado de esta enfermedad. Básicamente, podríamos usar nuestro conocimiento de esta relación metabólica, para informarnos sobre la enfermedad en sí misma.

Tomamos la decisión de usar estos conocimientos a fin de desarrollar herramientas clínicas para la detección precoz de todos los cánceres, y para valorar la eficacia de los tratamientos: un gran reto. Una cosa importante que hemos aprendido hasta el momento en este proyecto es que es una buena idea tener a gente en el equipo de investigación que no se ponga barreras en su trabajo.

Teniendo en cuenta este problema, decidimos que había dos direcciones posibles a seguir. La primera, más obvia, fue diseñar un método para detectar y medir la presencia de la CYP1B1. Puesto que la CYP1B1 es un compuesto intrínseco de las células cancerosas, si la pudiésemos detectar y medir en la sangre o en la orina, tendríamos una medida directa de la enfermedad. La segunda vía, mucho menos evidente, fue diseñar un método para detectar y medir el rendimiento metabólico de la CYP1B1, ya que su detección y medición validaría una medida directa para esta enfermedad. Por eso decidimos seguir con ambas vías, con estas dos pruebas universales para el cáncer.

ENFOQUE PROTEÓMICO

Para llevar a cabo la detección y la medición de la CYP1B1 sabíamos que el trabajo sería mucho más fácil si tuviésemos un anticuerpo que nos ayudase a separar la CYP1B1 del resto de componentes que se encuentran en la sangre. Específicamente queríamos un anticuerpo para una cadena de aminoácidos que fuera 100% específico de la CYP1B1, que cubriera la forma salvaje y los principales polimorfismos y que no se encontrara en ninguna bacteria. También queríamos uno que no tuviese sitios de escisión (lugares donde la cadena puede ser digerida y rota). Estos criterios excluían a todos los anticuerpos que están disponibles en la actualidad para la CYP1B1. Realizamos una búsqueda detallada, encontramos un grupo de péptidos que reunía nuestros criterios y nos embarcamos a producir anticuerpos.

La CYP1B1 es una enzima muy difícil para producir anticuerpos, pues tiene una fuerte afinidad para el péptido de interés debido a que la CYP1B1 está presente en muchas formas de vida en una forma idéntica o casi idéntica a la encontrada en los seres humanos. Sin embargo, nos las arreglamos para conseguir un anticuerpo frente a un determinado péptido CYP1B1 y trabajamos potenciando su afinidad hasta tener algo utilizable.

Nuestra primera idea fue el ver si podíamos detectar y medir la CYP1B1 en muestras de tumores humanos. Parecía una buena idea en ese momento, ¿dónde más íbamos a encontrar CYP1B1 en abundancia?

Pasamos cerca de un año trabajando en métodos de preparación de muestras y testando las muestras con algunos de los equipos del mundo más sofisticados de espectrometría de masas. Tratamos la matriz del tumor con CYP1B1 a partir de fuentes recombinantes y logramos recuperar el material recombinante, pero nunca logramos detectar el material nativo de CYP1B1. Esto nos causó algo de preocupación, ya que la lógica apuntaba a que, si no conseguíamos detectar y medir la CYP1B1 en las muestras de tumores, en las que sería abundante, no seríamos capaces de detectarla y medirla en la sangre o en la orina. Teniendo en cuenta que habíamos sido capaces de detectar y medir la CYP recombinante a partir de la matriz del tumor sabíamos que teníamos un problema en la preparación y en la extracción de las muestras: o bien no se liberaba la enzima a partir del material circundante o se estaba destruyendo la preparación de la enzima con nuestro método.

En vista de todo esto, decidimos abandonar la búsqueda de la CYP1B1 en los tejidos y nos enfocamos en su detección en la sangre. Esta decisión iba en contra de la sabiduría convencional, pero nuestra idea era que si alguna vez tuviésemos una herramienta viable para el diagnóstico y el seguimiento, tendría que ser efectiva en muestras de sangre y de orina. No es tan descabellado como parece, aunque todo el mundo nos dijo que estábamos locos. Cuando se trabaja con sangre, no se necesitan algunos de los pasos en la preparación de muestras que se usarían con los tejidos, pues no se tiene tanto material intacto con el que trabajar, ya que se está trabajando con fragmentos.

Nos embarcamos en intentar encontrar nuestro péptido CYP1B1 en la sangre. Terminamos con los mismos resultados encontrados en los tejidos. Añadimos CYP1B1 recombinante en la sangre y tratamos de recobrarla, pero no fuimos capaces de recobrar la CYP1B1 nativa entre un coro de voces diciendo "te lo dije", hasta que un miembro del equipo propuso la idea brillante de empezar con más sangre. Aumentamos el tamaño inicial de la muestra y detectamos y medimos nuestro péptido nativo.

RESULTADOS PROTEÓMICOS

El péptido CYP1B1 presente de forma natural se detectó con éxito utilizando anticuerpos de captura por afinidad tanto en muestras de 20 ul como de 200 ul de plasma de pacientes con cáncer. La cantidad de CYP1B1 natural en esta muestra se calculó que tenía ~200 amol/ul de plasma. El resultado fue reproducido con cinco muestras más:

Muestra	Cantidad de CYP1B1 (amol/ul de plasma)
1	12,5
2	2,0
3	9,4
4	9,2
5	4,9

En estas muestras se encontraron niveles de péptidos más bajos con cantidades de CYP1B1 naturales entre 2 y 12,5 amol/ul de plasma (*Schaefer B.*, *2010*).

Se realizaron algunas mejoras en los métodos de preparación de muestras y los análisis más amplios comenzaron con muestras clínicas de personas que padecían cáncer colorrectal, cáncer de ovario y cáncer de pulmón. Fuimos capaces de detectar nuestro péptido, y por extensión la CYP1B1 en todos estos cánceres. Más allá de esto, fuimos capaces de detectar la CYP1B1 en un estándar proteómico, es decir, en una muestra de plasma que representa el plasma, obtenido de una serie de personas sanas, que han tenido cantidades específicas de compuestos añadidos a la sangre con el propósito de calibrar instrumentos analíticos tales como los espectómetros de masas. La detección de la CYP1B1 en un estándar proteómico nos sirve de medida de los valores de referencia encontrados en personas sanas hasta que se completen más análisis. El nivel encontrado en el estándar proteómico era tan pequeño como lo que uno cabría esperar debido a que las personas sanas tienen muy pocas células cancerosas en un día cualquiera.

Con las muestras obtenidas de pacientes con cáncer de pulmón, los niveles de CYP1B1 medidos estaban entre 92 y 6.291 veces el nivel de base de un estándar proteómico, y representaban un buen indicador del nivel de progresión de la enfermedad.

Con estos datos volvimos a la figura del crecimiento silencioso del cáncer e hicimos algunos cálculos para estimar donde se podría poner otro nuevo límite de detección con estos datos. En la figura 4 podemos ver que, al aplicar esta prueba de cáncer proteómica, calculamos que podríamos detectar el cáncer de pulmón aproximadamente unos 5,7 años antes de lo que lo hace la tecnología existente.

Realmente, en el ciclo de vida del cáncer de pulmón, la detección del cáncer 5,7 años antes de lo que actualmente se detecta es la diferencia entre las rosas rojas y las rosas blancas, la diferencia entre las risas y las lágrimas, entre la vida y donde la muerte es probable.

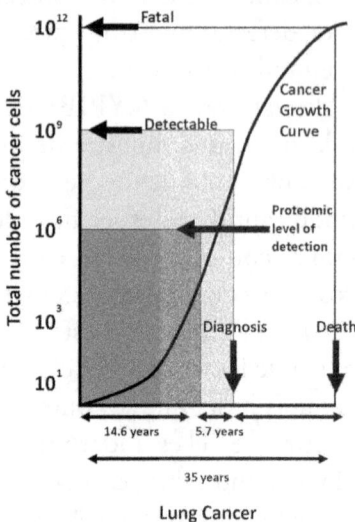

Figura 4. Nuevo límite de detección del cáncer de pulmón.

RESUMEN PROTEÓMICO

En este momento tenemos un método de preparación de una muestra y un anticuerpo (un ensayo) que es capaz de detectar y medir directamente el cáncer mediante la detección de la CYP1B1 en plasma. Cuando encontramos los péptidos en la sangre con este ensayo, la persona tiene cáncer: no hay falsos positivos, la persona tiene cáncer.

Hemos estado trabajando en el desarrollo de equipos de investigación, pero hemos identificado un espectrómetro de masas diseñado para su uso en laboratorios clínicos y creemos que este equipo nos permitirá hacer este ensayo para usos rutinarios en laboratorios clínicos.

Ahora tenemos una variedad de experimentos de mejora de métodos, de experimentos de estabilidad, de experimentos de validación y de experimentos de transferencia de métodos que llevar a cabo, pero al menos en este momento sabemos que está presente en la sangre, que podemos encontrarlo y medirlo. Uno de los puntos fuertes de este enfoque es que es muy fácil y cómodo para la persona que va a hacerse el análisis. Solamente debe poner el brazo para obtener la muestra como con cualquier otro análisis de sangre. Lo que también me gusta de este enfoque es que es una detección y medida del cáncer, y se puede aplicar tanto al cáncer pancreático como al cáncer de mama, es decir, se puede aplicar a todos los cánceres. Otro punto fuerte de este análisis es que funciona a un nivel muy alto de sensibilidad y tenemos buenas razones para creer que podemos aumentar el nivel de sensibilidad todavía más.

EL ENFOQUE DE LOS METABOLITOS

Conocemos los diversos substratos de la CYP1B1, es decir, sabemos que metabolizan y en particular, sabemos mucho acerca de los salvestroles que metaboliza. Entonces, ¿qué ocurre cuando consumimos salvestroles?

En nuestra comida los salvestroles se presentan bajo dos formas: como glucósidos y como aglicona. En la comida, alrededor del 80% son glucósidos y un 20% agliconas, mientras que en las cápsulas el 100% son agliconas. Cuando tomamos glucósidos, el azúcar de la planta se separa y es reemplazada con azúcar humano. Cuando ingerimos aglicona se adhiere un azúcar humano. Asumimos por supuesto que todo funciona de manera correcta para realizar esta función. El nuevo glucósido se transporta después y, al alcanzar las células cancerosas, el azúcar humano se escinde dejando la aglicona en el sitio del cáncer. Este paso es realizado por la beta-glucuronidasa. La aglicona entonces se une con la CYP1B1 y es metabolizada. La aglicona induce la apoptosis vertiendo los contenidos de la célula cancerosa, incluyendo los péptidos de la CYP1B1 y los metabolitos, en los espacios circundantes. Lo que esto significa en el desarrollo de los análisis de sangre es que la interacción de la CYP1B1 con los salvestroles nos ofrece una gran variedad de aspectos de este proceso que pueden ser medidos y que nos dan una idea de la presencia de enfermedad, debido a que algunos de estos aspectos solo están presentes si está la enfermedad y si se ha realizado la metabolización.

Lo que hicimos fue repasar la lista de salvestroles en busca de metabolitos que fuesen producidos en abundancia mediante la metabolización de la CYP1B1 y que no se encontrasen en una dieta típica. Se eligió un metabolito de una de las listas.

Buscamos para ver si podíamos encontrar aglicona en la sangre y en la orina, utilizado inicialmente las estructuras previstas y a continuación, utilizando los estándares sintetizados, siendo capaces de detectar y de medir las agliconas de forma fiable en la sangre y en la orina. Posteriormente realizamos un estudio farmacocinético utilizando voluntarios sanos para determinar el momento en el que los salvestroles alcanzan su máxima concentración en la sangre, que tuvo lugar a las tres horas después de su ingestión. Identificamos el pico de aglicona que resulta de los salvestroles usando HPLC (cromatografía líquida de alto rendimiento, una técnica analítica estándar que separa los compuestos de una mezcla compleja). Antes de los análisis con

HPLC, se prepararon las muestras y la beta-glucuronidasa se usó para extraer el azúcar del glucósido, dejando la aglicona sola.

Nuestra siguiente investigación se centró en si podríamos encontrar una diferencia entre los voluntarios sanos y aquellos con cánceres avanzados. Se administró un gramo de un salvestrol específico a cada persona, se esperaron tres horas y se les extrajo sangre. También se les hizo recoger la orina durante 24 horas. Como esperábamos, no encontramos metabolitos en los voluntarios sanos, simplemente recuperamos el substrato (el salvestrol) de la sangre y de la orina. Con los voluntarios enfermos la situación fue muy diferente. Se encontró un claro pico en la HPLC donde predecimos que el metabolito debería salirse de la columna. Algunas de estas personas tenían la enfermedad en fase muy avanzada y en ellos no encontramos ninguna aglicona ni ningún glucósido, solo metabolitos. Cuando analizamos su orina tampoco encontramos aglicona. El gramo entero de substrato parecía haber sido usado por completo. En otros pacientes con cáncer, se encontraron pequeñas cantidades de aglicona junto con grandes picos de metabolitos. Este hecho indica que la relación ente los metabolitos y la aglicona puede ser de un valor clínico mucho mayor que los metabolitos solos, es algo que está por ver. Se realizaron estos análisis con personas que representaban una serie de cánceres bastante comunes: de mama, estómago, riñón, próstata, etc., y en una serie de fases del cáncer pero se hizo un sesgo hacia los cánceres más avanzados. Se encontraron picos de metabolitos en todos los cánceres, como cabría esperar, al buscar información metabólica de un marcador universal para el cáncer.

RESUMEN DE LOS METABOLITOS

De momento, tenemos el método de preparación de una muestra que nos permite detectar la aglicona y los metabolitos que hay en la sangre y en la orina utilizando HPLC. Encontramos una clara diferenciación entre la información obtenida de los voluntarios sanos en comparación con los voluntarios enfermos.

Al igual que ocurre con el enfoque proteómico, cuando encontramos este metabolito en la sangre, la persona tiene cáncer.

Un punto fuerte de este enfoque es que usa productos naturales como agentes de diagnóstico. Tomamos el metabolismo de un producto natural para certificar la presencia y el estado de la enfermedad. Otra característica interesante de este enfoque es que podemos establecer indicadores según la cantidad de substratos que administremos. Otro punto a considerar de este enfoque es que no solamente nos dice que la CYP1B1 está presente, que las persona tiene cáncer, sino que también nos dice que la enzima funciona correctamente.

La sangre se extrajo a las tres horas, momento de máxima concentración de substratos. Estamos a punto de comenzar un estudio farmacocinético para determinar el pico de máxima concentración de metabolitos. Una vez que seamos capaces de sacar la sangre coincidiendo con el pico de máxima concentración del metabolito, podremos detectar la presencia del cáncer mucho antes, pues esto nos dará la máxima señal para la cantidad de salvestroles administrada. Al igual que el ensayo proteómico, el ensayo con los metabolitos se puede aplicar de forma universal.

¿DÓNDE ESTAMOS?

En la actualidad, tenemos dos ensayos para detectar y medir la presencia y la cantidad de cáncer. Los dos actúan independientes de cualquier noción *a priori* sobre el posible tipo de cáncer presente.

La gran eficacia de estos ensayos es que se pueden usar en todos los cánceres. Hay dos pruebas universales para detectar la presencia de cáncer que pueden ser esencialmente utilizadas para el diagnóstico y el seguimiento de todos los cánceres. El inconveniente de esto es que se necesita validar ambos ensayos para cada cáncer, lo que significa que todavía queda mucho trabajo de validación por hacer.

Hasta ahora, todos los miembros del equipo han sido sometidos a un análisis de sangre, bien a un análisis de metabolitos o proteómico. No obstante, desde el principio, se ha visto la conveniencia de realizar ambos, pues nos proporcionan una serie de puntos positivos y negativos. Cuando se combinan, pueden potencialmente proveer mucha más asistencia clínica de la que podría obtenerse con los resultados de cada uno de ellos por separado.

SITUACIÓN HIPOTÉTICA SI SE USAN LOS DOS ANÁLISIS

Por ejemplo, supongamos que tenemos dos mujeres de 36 años, con un historial médico, familiar, etc., muy parecido, y que las dos tienen un bulto canceroso de 2 cm en una de sus mamas. Su médico decide someterlas a un análisis de metabolitos. A una se le encuentra un gran pico de metabolito sin agliconas ni glucósidos. A la otra se le encuentra un pico de metabolito mediano y pequeñas trazas de aglicona y glucosidos. ¿Qué ocurre? Si solamente tenemos el análisis de los metabolitos, podríamos deducir que las CYP1B1 de la primera mujer funcionan perfectamente, que está usando los substratos completamente, mientras que la segunda mujer quizá tenga substratos compitiendo en su cuerpo, los cuales estén inhibiendo la función de la CYP1B1. Por ejemplo, puede que haya estado usando pinturas que contienen agentes químicos antifúngicos, o quizá le hayan limpiado algunas tuberías o conductos de aire y se hayan usado agentes químicos antifúngicos contra el acúmulo de hongos, o quizá suela pasear cerca de un campo de golf que use muchos insecticidas antifúngicos. Podríamos también deducir que la primera mujer tiene una masa tumoral adicional sin detectar. Si ahora hiciésemos un análisis proteómico, nos ayudaría a determinar qué ocurre realmente con estas dos mujeres. Supongamos que hacemos un análisis proteómico y encontramos un pico más grande de péptido en la primera mujer que en la segunda. Este resultado nos diría que podría no haber ninguna diferencia entre el funcionamiento de la CYP1B1 en estas dos mujeres, pero más bien confirmaría que la primera mujer tiene otra masa tumoral sin detectar y por eso se obtendrían niveles más altos. El médico puede que comience a buscar el lugar de esta segunda masa tumoral.

¿A DÓNDE QUEREMOS LLEGAR?

La investigación y el desarrollo hasta el día de hoy nos ha dado la seguridad de que se puede realizar un solo análisis de sangre o de orina para la detección prematura del cáncer. Estamos seguros de que obtendremos medios de observación de bajo coste y que sean mínimamente invasivos. El equipo tiene la esperanza de que estos análisis sean lo suficientemente sensibles como para ser capaces de determinar rápidamente si el tratamiento está funcionando o si la dosis está siendo la apropiada. Esto podría mejorar de forma significativa la capacidad del médico para adaptar la administración del tratamiento a las necesidades del paciente. Por último, el equipo de investigación confía en que se realizarán medios de seguimiento que sean mínimamente invasivos para aquellas personas que están en fase de remisión. El seguimiento de la remisión no constituirá más que un visto bueno adicional a validar en los formularios de los laboratorios clínicos tras la conclusión del examen médico.

Junto con estos avances en cuanto al diagnóstico, se está llevando a cabo un trabajo logístico para determinar la mejor relación coste-eficacia del suministro de estos análisis a aquellos que deseen usarlos.

12.
CONCLUSIÓN

Se necesitan aproximadamente unos cuarenta
años para que un pensamiento innovador sea
incorporado al pensamiento dominante. Espero
y confío en que la medicina ortomolecular, en
los próximos cinco o diez años, dejará de ser
una especialidad dentro de la medicina y que
todos los médicos usarán la nutrición como
una herramienta principal en el tratamiento de
la enfermedad.

❖ABRAM HOFFER, M.D., PH.D

Los monjes que acogieron a nuestro angustiado amigo pueden haber encontrado el concepto del salvestrol, no desde
una perspectiva científica sino desde el sentido común y la
observación.

Los monjes probablemente gozan de buena salud y longevidad por sus dietas vegetarianas, con muy poca, o ninguna, incidencia de cáncer. Podemos estar casi seguros de
que no se gastan dinero en agroquímicos para la produc-

ción de sus alimentos. Dadas las condiciones climáticas en las que viven, probablemente tengan abundancia de fruta fresca disponible para ellos durante todo el año, permitiéndose el lujo de recoger la fruta después de que haya madurado en el árbol. Como hemos visto, estos factores contribuyen a que sean frutas con altos niveles de salvestroles.

Al proporcionar a este joven una dieta consistente en abundantes frutas y zumos sin procesar, le habrían suministrado unos niveles terapéuticos de salvestroles. Como explica el concepto del salvestrol, estos habrían entrado en su torrente sanguíneo y habrían llegado a las células cancerosas. Al entrar en las células cancerosas, se habrían encontrado con la enzima CYP1B1 y se habría realizado la metabolización y su conversión en agentes anticancerígenos. El metabolito resultante habría iniciado una gran cantidad de procesos dentro de las células cancerosas resultando en su muerte. Este proceso siguió día tras día hasta que todo el cáncer fue destruido y las células cancerosas muertas fueron eliminadas de su cuerpo. Tanto para nuestro disgustado amigo como para los monjes que lo acogieron, la comida fue el aspecto central del mecanismo de rescate.

Entonces, ¿qué dirección tomamos? Sabemos que nuestros alimentos no nos proveen con los nutrientes y los minerales con que solían hacerlo, y esto probablemente explica el gran aumento en la disponibilidad y el consumo de productos ecológicos y de suplementos alimenticios. Como señala el profesor Harry Foster: "el contenido, cada vez menor, de minerales en los suelos y en los alimentos que crecen en ellos, hace que la gente tenga que tomar suplementos, solamente para mantener los niveles anteriores de minerales". Por lo tanto, considerando este punto, y nuestra comprensión del concepto del salvestrol, un buen comienzo sería una visita a nuestro proveedor de productos ecológicos y a las tiendas naturistas.

Cuando compre comida para su familia, mire si existe algo en el cultivo de ese alimento o en su proceso que haya eliminado o disminuido su valor alimenticio. Si es así, quizá sería mejor elegir otro alimento. Si no encuentra otra alternativa, puede complementar su alimentación con suplementos, si lo desea. Esto puede que le evite la búsqueda desesperada de un monasterio.

¿Qué nos depara el futuro? Los profesores Potter y Burke nos han proporcionado un gran paso hacia adelante en el concepto del salvestrol, pero aún queda mucho trabajo por hacer. La búsqueda de nuevos salvestroles continúa. Se están encontrando continuamente nuevos salvestroles con una selectividad, actividad y características interesantes, únicas y singulares.

La investigación continúa sobre las enzimas relacionadas con la CYP1B1. La naturaleza probablemente ha provisto un mecanismo de apoyo para el concepto del salvestrol, y este mecanismo puede que esté íntimamente relacionado con la CYP1B1.

A menudo, las enfermedades anteriores u otros desórdenes que aparecen después, acompañan al cáncer. Por esto, se han reunido muchos informes que parecen indicar que los salvestroles pueden ayudar con otras enfermedades. De particular interés aquí son las enfermedades autoinmunes. Mucha gente mayor que sufre de cáncer también sufre de una u otra enfermedad autoinmune. Mucha de esta gente ha manifestado alivio en los síntomas en sus enfermedades autoinmunes, especialmente en la artritis, después de tomar salvestroles. Se ha comenzado a trabajar para proveer un marco teórico para el entendimiento de este fenómeno. Mientras el tiempo y los recursos lo permitan, este fenómeno se investigará para sacar a la luz los mecanismos que puedan explicarlo. Por el momento estos informes solamente apoyan la dieta rica en frutas, verduras y hortalizas ecológicas.

De gran interés para la investigación son las personas que están sufriendo de cáncer y que no responden a los salvestroles o no responden a ellos en la forma y el tiempo previstos. Se desconoce en la actualidad si este hecho se debe a uno u otro polimorfismo de la CYP1B1, a los niveles de CYP1B1 expresados, a la exposición a los inhibidores de la CYP1B1, o a una combinación de estos factores. Se espera que la investigación del mecanismo de rescate y de los compuestos basados en alimentos que utilizan ayude a la población a beneficiarse de los salvestroles. La investigación indica que el perfil de la enzima en cánceres muy avanzados es diferente de aquellos cánceres menos avanzados. El salvestrol S55 parece ser metabolizado por la CYP1B1 en un compuesto con propiedades anticancerígenas, como también parece ser metabolizado por enzimas encontradas solamente en cánceres avanzados. La investigación dirigida a la profundización en la comprensión de este posible mecanismo constituye una de las áreas centrales de interés para este equipo de investigación.

El concepto del salvestrol que resultó del trabajo de los profesores Potter y Burke nos ha dado una explicación a nivel molecular de la relación entre la dieta y el cáncer. La investigación actual en el desarrollo de diagnósticos para el cáncer nos ayudará a ampliar este concepto y a profundizar en su nivel de comprensión. Quizás esta nueva comprensión nos lleve al comienzo de nuevas historias sobre el cáncer, historias muy positivas de supervivencia al cáncer.

Si necesita visitar un monasterio, entonces por supuesto visite uno. Si en lo que está pensando es en la salud y en el bienestar, vuelva a revisar el concepto del salvestrol: cambie su dieta para incluir frutas, verduras y hortalizas ecológicas en abundancia y deje que los monjes sigan con su meditación.

GLOSARIO

Acetato de abiraterona	Inhibidor de la enzima CYP17, diseñado por el profesor Potter, utilizado como tratamiento de última línea en el cáncer de próstata.
Aglicona	Componente no glucídico que resulta de la hidrólisis de un glucósido.
Antioxidante	Compuesto químico que inhibe la oxidación.
Apoptosis	Desintegración de las células dañadas o no deseadas. Mecanismo que tiene el cuerpo para eliminar las células (muerte celular programada).
Cancerígeno	Substancia que produce cáncer.
Citotóxico	Tóxico para las células, mata las células.
CYP17	Enzima del citocromo P450 implicada en la biosíntesis de andrógenos y de estrógenos.
CYP1B1	Enzima del citocromo P450 intrínseca a las células cancerosas y que no se encuentra en los tejidos sanos.
Displasia	Evidencia de crecimiento anormal de células, tejidos y órganos (displasia).
Ensayos EROD	Ensayos etoxiresorufina-O-deetilasa, el primer método para la cuantificación de la actividad de las enzimas CYP.
Enzima del citocromo P450	Superfamilia de hemoproteínas encontradas en animales, plantas, hongos y bacterias. Se las conoce mejor por metabolizar medicamentos y toxinas.

Espectrometría de masas	Técnica analítica que involucra el espectrómetro de masas para identificar los químicos involucrados en una substancia mediante la medida de la masa y la carga. Esta técnica es muy utilizada en la investigación proteómica.
Estilbeno	Hidrocarbono, $C_{14}H_{12}$, que se usa en la producción de tintes y de estrógenos sintéticos.
Estradiol	Hormona estrogénica predominante.
Farmacocinética	Estudio de los procesos corporales de absorción, distribución, metabolización y excreción (ADME) de compuestos.
Fitoalexinas	Son parte del sistema inmunológico de las plantas. Son metabolitos producidos como respuesta a infecciones fúngicas o de otros patógenos, que presentan efectos inhibitorios frente al patógeno invasivo.
Fitoestrógeno	Compuestos encontrados en las plantas que tienen una actividad similar en los animales como estrógenos.
Fitonutriente	Compuestos encontrados en las plantas que tienen un efecto beneficioso en la salud de los humanos y que no son ni vitaminas ni minerales.
Fitoquímica	Es la parte de la química que trata de los elementos de las plantas y, en particular, de las plantas medicinales.
Glucósidos	Moléculas compuestas por un glúcido y un compuesto no glucídico, en su mayoría de origen vegetal.
Hidrófilas	Moléculas que tienen una afinidad y tendencia a disolverse en el agua. Los salvestroles hidrofílicos son distribuidos en el cuerpo a través del sistema circulatorio.
Hidroxilación	La introducción de uno o más grupos hidroxilos (-OH) en un compuesto, oxidando dicho compuesto.

HPLC	Cromatografía líquida de alto rendimiento; es una técnica analítica usada para separar los distintos componentes de una mezcla y aislar el componente de interés.
Inmunohistoquímica	Uso de anticuerpos teñidos para la identificación de las características específicas en la biología de la célula.
Lipófilas	Moléculas que tienen la afinidad y la tendencia a disolverse en las grasas (lípidos). Los salvestroles lipofílicos son distribuidos en el cuerpo mediante el sistema linfático y cuando cruzan de célula en célula.
Medicamento antineoplásico	Medicamento anticancerígeno usado para destruir a las células neoplásicas. Los efectos secundarios incluyen náuseas, pérdida de pelo y supresión de la función de la médula ósea.
Micrótomo	Preparación de porciones muy finas de tejido para exámenes microscópicos.
Mutagénico	Agente, que puede ser un químico, la luz ultravioleta o un elemento radiactivo capaz de alterar el ADN y provocar una mutación.
Neoplasia	Crecimiento nuevo anormal de un tejido.
Ortomolecular	La medicina ortomolecular describe la práctica de la prevención y el tratamiento de las enfermedades proporcionando al cuerpo las cantidades necesarias de substancias que son naturales para el cuerpo. www.orthomed.org
Orujo	Desecho que queda después de estrujar uvas, aceitunas o frutas para sacar el zumo o aceite.
Patógeno	Agente que causa enfermedad en otro organismo.
Piceatanol	Un análogo hidroxilado del resveratrol estilbeno que tiene una actividad antileucémica y que también es un inhibidor de la tirosina quinasa. El piceatanol es producido cuando el resveratrol es metabolizado por la CYP1B1.
Polifenoles	Químicos formados de múltiples fenoles ($C6H5OH$), que a su vez están formados por un anillo de fenol ($C6H5$) unido a un grupo hidroxilo (OH).

Polimorfismo	Una mutación común en el ADN.
Profármaco	Medicamento o compuesto natural que depende de la bioactivación enzimática para realizar su efecto.
Proteómica	Estudio de las proteínas, cómo y cuándo se expresan, como actúan y como se interrelacionan entre ellas, y su implicación en los procedimientos metabólicos.
Quiralidad	Propiedad que tienen ciertas moléculas de poder existir bajo dos formas que son imágenes especulares la una de la otra, es decir, una es la imagen reflejada en un espejo de la otra
Resveratrol	Un salvestrol y fungicida natural que se encuentra en la piel de las uvas, los frutos secos, el vino tinto, etc., que en cantidades muy pequeñas es metabolizado mediante la CYP1B1 en las células cancerosas para producir piceatanol.
S31G	Salvestrol lipofílico con un valor de selectividad de 22.
S40	Salvestrol hidrofílico con un valor de selectividad de 10.
S52	Salvestrol lipofílico con un valor de selectividad de 32.
S54	Salvestrol lipofílico con un valor de selectividad del 1.250.
S55	Salvestrol lipofílico con un valor de selectividad de 23.000.
Salvestrol	Fungicida natural encontrado en frutas, verduras y hortalizas que es metabolizado por la enzima CYP1B1 en las células cancerosas para producir una toxina que mata dichas células.
Stilserene	Agente anticancerígeno diseñado por el profesor Potter que está totalmente enfocado a la enzima CYP1B1. No es tóxico para los tejidos sanos y es metabolizado en una toxina mediante la CYP1B1 dentro de la célula cancerosa.
Sustrato	Sustancia o compuesto mediante el cual actúa una enzima para producir un metabolito.

BIBLIOGRAFÍA EN LA PRENSA POPULAR

CAHN-Pro Nutrition News and Views, Professional Edition (February 12, 2012). *Nature May Have A Helper To Fight Cancer.*

Schaefer BA. December 2012. *Gerry Potter Honoured for his Development of Abiraterone Acetone, Helping HANS.* http://www.helpinghans.org/show104a2s/Gerry Potter Honouredfor his Development of Abiraterone Ace

Healy, E. June 2011. *Salvestrols and skin cancer.* CAHN-Pro Nutrition News and Views, Professional Edition, Issue 7. p 1&5.

Schaefer BA, Dooner C, Burke DM, Potter GA, Winter 2010/11 *Nutrition and Cancer: Further Case Studies Involving Salvestrol. Health Action Magazine,* 11-13.

Ware, W. October 2009. *Salvestrol update.* International Health News, Issue 201, p.5. http://www.yourhealthbase.com/ihn october2009.pdf

Schaefer, B., Dooner, C. April 2009 *Does an Apple a Day Keep the Doctor Away?*. The Bulletin, WANP.

Wakeman, M. (March 2009) *Cancer Cell Science*. Second annual conference: Cancer Prevention and Healing. . DVD available from Health Action Network Society. http://www.hans.org/store/Cancer Prevention

Dooner, C., Schaefer, B. Spring 2009. *An Apple a Day*. CSNN Holistic Nutrition News.

Schaefer BA, Hoon LT, Burke DM, Potter GA, Spring 2008. *Nutrition and Cancer: Salvestrol Case Studies*. Health Action Magazine, 8-9. http://www.hans.org/magazine/278/Nutrition-and-Cancer-Salvestrol-Case-Studies.

Burke, D. (March 2008) *Breakthroughs in cancer research from the UK*. First annual conference: Cancer, Natural Approaches for Prevention and Healing. . DVD available from Health Action Network Society. http://www.hans.org/store/Cancer Prevention

Schaefer, B. Summer 2008. *Salvestrols - Linking Diet and Cancer*. CSNN Holistic Nutrition News.

Ware, W. June 2008. *Salvestrols - A new approach to cancer therapy?* International Health News, Issue 188, p. 1-3. http://www.yourhealthbase.com/archives/ihn188ww.pdf

Peskett, T. Winter 2007. *Organic Wine - A Toast to Disease Prevention.* Health Action Magazine, 27. http://www.hans.or g/magazine/389/Or ganic-Wine

Tan, H. August/September 2007. *Can Food Really be Your Medicine?* Townsend Letter, 116-119.

Schaefer, B. April 2007. *Salvestrols - Linking Diet and Cancer.* Vitality Magazine, 90-91.

Wakeman, M. Spring 2007. *My Voyage Of Discovery Of The Remarkable World Of Salvestrols.* Health Action Magazine, http://www.hans.org/ magazine/339/My-Voyage-of-Discovery-from

Schaefer, B., & Tan, H. Mar/Apr 2007. *New Developments in the Science of Salvestrols.* Vista Magazine, 54-55. www.vistamagonline.com

Tan, H. Winter 2007. *Salvestrols: Important New Developments.* Health Action Magazine, 18-19.

Fenn, C. November 2006. *Get a Taste for Salvestrols. Chris Fenn explains why some bitter fruit packs a sweet surprise.* Cycling Plus, 57.

Cox, G. October 2006. *Choices:Organic Cancer-Killers?* Candis, 7071.

Schaefer, B. Fall 2006. *Salvestrol News.* Health Action Magazine, 30.

Hancock, M. October 2006. *Modern fruits and veggies in a nutritional slump.* Alive Magazine, 36-37.

Schaefer, B. Summer 2006. *Salvestrols vs Cancer: The Story Continues.* Health Action Magazine, 26-27. http://www.hans.org/magazine/355/Salvestrols-vs-Cancer-The-Story-Continues

Underhill, L. July/Aug 2006. *From Red Wine to Bean Sprouts.* Vista Magazine, 20-21. www.vistamagonline .com

Dauncey, G. July 2006. *Winning the Cancer Game.* Common Ground, p. 24. http://www.commonground.ca/iss/0607180/cg180 guy.shtml

Atkinson, L. 10:01am 4th July 2006. *You're eating the WRONG fruit and veg!* Daily Mail. http://www.dailymail.co.uk/pages/live/articles/health/dietfitness. html?in article id=393956&in page id=1798&in a source=

Herriot, C. Summer 2006. *The Missing Link.* GardenWise, British Columbia's Gardening Magazine, p. 12.

Schaefer, B., Burke, D. May/June 2006. *Natural Clues to Cancer Intervention.* Vista Magazine, 52-53. www.vistamagonline.com

Schaefer, B. Spring 2006. *Latest Developments*

in Salvestrol Therapy. Health Action Magazine, 26-27.

Daniels, A. April 2006. *Salvestrols vs Cancer: The Story Continues.* Public Lecture held in Burnaby, B.C. DVD available from Health Action Network Society. http://www.hans.org/store/ Cancer- Prevention

Burke, D. March 2006. *Latest Developments in Salvestrol Therapy.* Public Lecture held in Burnaby, B.C. DVD available from Health Action Network Society. http://www.hans.org/ store/Cancer Prevention

Dauncey, G. March 2006. *Organic Food And Cancer.* EcoNews http://www.earthfuture.com/ econews/

Herriot, C. March 2006. *The Holy Grail For Cancer.* The Garden Path, www.earthfuture.com/ gardenpath

Shannon, K. March 2006. *My Story: From Terminal Cancer to Long Life by Using Salvestrols.*

Schaefer, B. Winter 2006. *Breakthroughs In The Quest To Prevent and Cure Cancer: Professor Potter's BC Lecture Tour.* Health Action Magazine, 28-29.

Burke, D. Winter 2006. *Polymorphisms. What Are They And Why Are They Important?* Health Action Magazine, 26-27, 34.

Kuprowsky, S. Jan/Feb 2006. *Potential Cancer Breakthrough: The New-Found Cancer Killer Inside Certain Vegetables.* Vista Magazine, 20-21. www.vistamagonline.com

Dauncey, G. Jan/Feb 2006. *Cancer, Fruit and Organic Farming: What Are We Doing Wrong?* Vista Magazine, 64-65. www.vistamagonline.com

Schaefer, B. Jan/Feb 2006. *Breakthroughs In The Quest To Cure Cancer.* The Herbal Collective, 29, 31. http://www.herbalcolle ctive .ca

Frketich, K. Winter 2005/2006. *Cancer Research: Lecture Review.* British Columbia Naturopathic Association Bulletin, 12.

Thurnell-Read, J., M.Sc., KFRP. November 2005. *More On Salvestrols, Skin and Tumours.* Life-Work Potential.

Burke, D. Autumn 2005. *Salvestrols - A Natural Defence Against Cancer?* Health Action Magazine, 16-17. http://www.hans.org/magazine/173/ Salvestrols-A-Natural-Defence-Against

Thurnell-Read, J., M.Sc., KFRP. October 2005. *Eczema, Psoriasis, Parkinson's & Tumours.* Life-Work Potential.

Thurnell-Read, J., M.Sc., KFRP. October 2005. *Skin Problems.* Health and Goodness.

Greene, M. Oct 13th, 2005. *U.K. Doctor Claims Food Enzymes Can Cure Cancer.* The Martlet, Volume 58, Issue 10. http://www.hans.org/newsletters/2005-Fall.pdf

Potter, G. September 2005. *Breakthroughs In The Quest To Prevent and Cure Cancer.* Public Lecture held in Vancouver, B.C. DVD available from Health Action Network Society. http://www.hans.org/store/Cancer Prevention

Helen Knowles. 3 June, 2005. *Will Fruit and Vegetable Plant Salvestrols Save us from Cancers?* Herbsphere. http://www.herbsphere.com/new page 10.htm

BNN: British Nursing News Online. Thursday, 27 January 2005 16:26. *Fruit and Veg Cure for Cancer.* http://www.bnn-online.co.uk/news search.asp?TextChoice=salvestrol&TextChoice 2=&Operator=AND&Year=2005

BBC News UK Edition, Thursday, 27 January, 2005, 11:45 GMT, *Fruit 'Could Provide Cancer Hope'.* http://news.bbc.co.uk/1/hi/england/leicestershire/4211223.stm

The Observer, Sunday January 2, 2005, *Fight Cancer With Food.* http://observer.guardian.co.uk/magazine/story/0,11913,1380969,00.html

Leicester Mercury, September 13, 2003. *Hope in his hands.* P. 11.

Kathryn Senior, (2002). *Molecular Explanation For Cancer-Preventive Properties Of Red Wine.* The Lancet Oncology, Vol. 3, No. 4, 01.

Cancer Research UK, Press Release, Tuesday 26 February 2002. *How A Plant's Anti-Fungal Defence May Protect Against Cancer* http://info.cancerresearchuk.org/pressoffice/pressreleases/2002/feb ruary/40684

BBC News Health, Tuesday, 26 February, 2002, 18:11 GMT, *Natural Defence Against Cancer.* http://news.bbc.co.uk/1/hi/health/1841709.stm

Britten, N., & Derbyshire, D. July, 2001. *Tumour-Destroying Drug 'May Be Cure For Cancer'* The Daily Telegraph, 28.

BBC News Health, Friday, 27 July, 2001, 17:09 GMT 18:09 UK, *Cancer Drug Raises Hopes Of Cure.* http://news.bbc.co.uk/1/hi/health/1460757.stm

BIBLIOGRAFÍA EN REVISTAS CIENTÍFICAS

Attard G, Belldegrun AS, de Bono JS (2005). Selective blockade of androgenic steroid synthesis by novel lyase inhibitors as a therapeutic strategy for treating metastatic prostate cancer. *BJU Int.* **96** (9): 1241-6.

Attard G, Reid AHM, Yap TA, Raynaud F, Dowsett M, Settatree S, Barrett M, Parker C, Martins V, Folkerd E, Clark J, Cooper CS, Kaye SB, Dearnaley D, Lee G, de Bono JS (2008). Phase I Clinical Trial of a Selective Inhibitor of CYP17, Abiraterone Acetate, Confirms That Castration-Resistant Prostate Cancer Commonly Remains Hormone Driven. *Journal of Clinical Oncology* **26:** 4563.

Attard G, Reid A, A'Hern R, Parker C, Oommen N, Folkerd E, Messiou C, Molife L, Maier G, Thompson E, Olmos D, Sinha R, Lee G, Dowsett M, Kaye S, Dearnaley D, Kheoh T, Molina A, and de Bono J (2009). Selective Inhibition of CYP17 With Abiraterone Acetate

Is Highly Active in the Treatment of Castration-Resistant Prostate Cancer. *Journal of Clinical Oncology,* **27**(23):3742-8.

Barnett JA, Urbauer DL, Murray GL *et al.* (2007). Cytochrome P450 1B1 expression in glial cell tumors: an immunotherapeutic target. *Clin Cancer Res.* **13:** 3559-3567.

Bertz RJ, Granneman GR. (1997) Use of in vitro and in vivo data to estimate the likelihood of metabolic pharmacokinetic interactions. *Clin Pharmacokinet,* **32:** 210-58.

Burke, MD. (2009). The silent growth of cancer and its implications for nutritional protection. *British Naturopathic Journal,* **26**:1, 15-18.

Burke, MD, & Potter, G (2006). Salvestrols ... Natural Plant and Cancer Agents? *British Naturopathic Journal,* **23**:1,10-13.

Carnell D, Smith R, Daley F, et al. (2004). Target validation of cytochrome P450 CYP1B1 in prostate carcinoma with protein expression in associated hyperplastic and premalignant tissue. Int *J Radiat Oncol Biol Phys.* **58:** 500-509.

Chang JT, Chang H, Chen P, et al, (2007). Requirement of aryl hydrocarbon receptor overexpression for CYP1B1 up-regulation and cell growth in human lung adenocarcinomas. *Clin Cancer Res.* **13:** 38-45.

Chang H, Su J, Huang CC, *et al.* (2005). Using a combination of cytochrome P450 1B1 and b-catenin for early diagnosis and prevention of colorectal cancer. *Cancer Detect Prevent.* **29:** 562-569.

Dhaini HR, Thomas DG, Giordano TJ, Johnson TD, Biermann JS, Leu K, Hollenberg PF, Baker LH (2003). Cytochrome P450 CYP3A4/5 Expression as a Biomarker of Outcome in Osteosarcoma. *Journal of Clinical Oncology,* **21:** 2481-2485.

Dorai T, Aggarwall BB (2004) Role of chemoprotective agents in cancer therapy. *Cancer Letters* **215:** 129-140.

Downie D, McFadyen M, Rooney P, et al. (2005). Profiling cytochrome P450 expression in ovarian cancer:identification of prognostic markers. *Clin Cancer Res.* **11:** 7369-7375.

Everett S, McErlane VM, McLeod **K,** et al. (2007). Profiling cytochrome P450 CYP1 enzyme expression in primary melanoma and disseminated disease utilizing spectral imaging microscopy (SIM). *J Clin Oncology.* **25:** 8556.

Ferrigni, NR, McLaughlin JL (1984). Use of potato disc and brine shrimp bioassays to detect activity and isolate piceatannol as the antileukemic principle from the seeds of *Euphorbia lagascae. J. Nat. Prod.* **47:**347-352.

Fuller F (April 26th, 2011). An Orthomolecular Approach to Cancer. *4th Annual Cancer Prevention and Healing Event,* Health Action Network Society, Burnaby, B.C., Canada.

Gibson, P. et al., (2003) Cytochrome P450 1B1 (CYP1B1) Is Overexpressed in Human Colon Adenocarcinomas Relative to Normal Colon: Implications for Drug Development. *Molecular Cancer Therapeutics,* **2:** 527-534.

Greer ML, Richman PI, Barber PR, et al, (2004). Cytochrome P450 1B1 (CYP1B1) is expressed during the malignant progression of head and neck squamous cell carcinoma (HNSCC). *Proc Amer Cancer Res.* **45:** Abstract #3701.

Gribben, J.G. et al., (2005) Unexpected association between induction of immunity to the universal tumor antigen CYP1B1 and response to next therapy. *Clinical Cancer Research,* **11:** 44304436.

Haas S, Pierl C, Harth V, *et al.* (2006). Expression of xenobiotic and steroid hormone metabolizing enzymes in human breast carcinomas. *Int J Cancer.* **119:** 1785-1791.

Hanna IH, Dawling S, Roodi N, F. Peter Guengerich FP, Parl FF, (2000). Cytochrome P450 *1B1 (CYP1B1)* Pharmacogenetics: Association of Polymorphisms with Functional

Differences in Estrogen Hydroxylation Activity. *Cancer Research* **60:** 3440-3444.

Hayes CL, Spink DC, Spink BC, Cao JQ, Walker NJ, and Thomas R. Sutter TR (1996) 17-Estradiol hydroxylation catalyzed by human cytochrome P450 1B1. *Medical Sciences,* **93:** 9776-9781.

Hsieh TC, Wu JM (1999) Differential effects on growth, cell cycle arrest, and induction of apoptosis by resveratrol in human prostate cancer cell lines. *Experimental Cell Research* 249(1): 109-15.

Jang M, Cai L, Udeani G, Slowing K, Thomas C, Beecher C, Fong H, Farnsworth N, Kinghorn A, Mehta R, Moon R, Pezzuto J, (1997) Cancer Chemopreventive Activity of Resveratrol, a Natural Product Derived from Grapes. *Science* **275:** 218 - 220.

Jang M, Pezzuto J, (1999) Cancer Chemopreventive Activity of Resveratrol. *Drugs Exp Clin Res* **25:** 65-77.

Kim JH, Stansbury KH, Walker NJ, Trush MA, Strickland PT, Sutter TR (1998) Metabolism of benzo[a] pyrene and benzo[a]pyrene-7, 8-diol by human cytochrome P450 1B1. *Carcenogenesis* **19:** 1847-1853.

Kumarakulasingham M, Rooney PH, Dundas

SR, *et al.* (2005). Cytochrome P450 profile of colorectal cancer: identification of markers of prognosis. *Clin Cancer Res.* **11:** 3758-3765.

Lin P, Chang H, Ho WL, *et al.* (2003). Association of aryl hydrocarbon receptor and cytochrome P4501B1 expressions in human non-small cell lung cancers. *Lung Cancer.* **42:** 255-261.

Li DN, Seidel A, Pritchard MP, Wolf CR, Friedberg T. (2000). Polymorphisms in P450 CYP1B1 affect the conversion of estradiol to the potentially carcinogenic metabolite 4-hydroxyestradiol. *Pharmacogenetics.* **10**: 343-53.

Li NC, & Wakeman M. (October 2009) High-performance liquid chromatography comparison of eight beneficial secondary plant metabolites in the flesh and peel or 15 varieties of apples. *The Pharmaceutical Journal,* supplement Vol. **283,** B40.

Li NC, & Wakeman M. (2009) High-performance liquid chromatography comparison of eight beneficial secondary plant metabolites in the flesh and peel or 15 varieties of apples. *Journal of Pharmacy and Pharmacology,* supplement **1,** A132.

Maecker B, Sherr DH, Vonderheide RH, von Bergwelt-Baildon MS, Hirano N, Anderson KS, Xia Z, Butler MO, Wucherpfennig KW, O'Hara

C, Cole G, Kwak SS, Ramstedt U, Tomlinson AJ, Chicz RM, Nadler LM, and Schultze JL. (2003) The shared tumor-associated antigen cytochrome P450 1B1 is recognized by specific cytotoxic T cells. *Blood.* Nov 1;102(9):3287-94.

Magee, J.B., Smith, B.J., and Rimando, A. (2002). Resveratrol Content of Muscadine Berries is Affected by Disease Control Spray Program. *Journal of the American Society for Horticultural Science,* **37**:358-361.

McFadyen MCE, Melvin WT, Murray GI (2004) Cytochrome P450 enzymes: Novel options for cancer therapeutics. *Molecular Cancer Therapeutics,* **3:** 363-371.

McFadyen MCE, Melvin WT, Murray GI (2004) Cytochrome P450 CYP1B1 activity in renal cell carcinoma. *British Journal of Cancer* **91:** 966-971.

McFadyen MCE, Cruickshank ME, Miller ID, et al. (2001) Cytochrome P450 CYP1B1 over-expression in primary and metastatic ovarian cancer. *British Journal of Cancer* **85**:242-6.

McFadyen MCE, Breeman S, Payne S, et al. Immunohistochemical localization of cytochrome P450 CYP1B1 in breast cancer with monoclonal antibodies specific for CYP1B1. *Journal of Histochemistry and Cytochemistry,* 1999; **47**:1457-64.

McKay J, Melvin W, Ahsee A, Ewen S, Greenlee W, Marcus C, Burke M, Murray G (1995) Expression Of Cytochrome-P450 Cyp1b1 In Breast-Cancer *FEBS Letters* **374**(2): 270-272.

Michael M, Doherty MM. (2005) Tumoral Drug Metabolism: Overview and Its Implications for Cancer Therapy. *Journal of Clinical Oncology,* **23,** 205-229.

Murray GI, Melvin WT, Greenlee WF, Burke MD, (2001) Regulation, function, and tissue-specific expression of cytochrome P450 CYP1B1. *Annual Review of Pharmacology and Toxicology.* **41:** 297-316.

Murray GI, Taylor MC, McFadyen MCE, McKay JA, Greenlee WF, Burke MD, Melvin WT (1997) Tumor specific expression of cytochrome P450 CYP 1B1. *Cancer Research,* **57**: 3026-3031.

Murray GI, McKay JA, Weaver RJ, et al, (1993) Cytochrome P450 expression is a common molecular event in soft tissue sarcomas. *Journal of Pathology,* **171**:49-52,

Oyama, T, Morita, M, Isse, T, et al, (2005). Immunohistochemical evaluation of cytochrome P450 (CYP) and P53 in breast cancer. Front Biosci. 10: 1156-1161. *Front Biosci.* **10:** 1156-1161.

Patterson LH, Murray GI (2002). Tumour cytochrome P450 and drug activation. *Current Pharmaceutical Design,* **8**:1335-1347.

Port J, Yamaguchi K, Du B, De Lorenzo M, Chang M, Heerdt P, Kopelovich L, Marcus C, Altorki N, Subbaramaiah K, Dannenberg A (2004). Tobacco smoke induces CYP1B1 in the aerodigestive tract. Carcinogenesis, **25**(11): 2275-2281.

Potter GA, Burke DM (2006) Salvestrols - Natural Products with Tumour Selective Activity. *Journal of Orthomolecular Medicine,* 21, **1:** 34-36.

Potter GA (2002) The role of CYP 1B1 as a tumour suppressor enzyme. *British Journal of Cancer,* **86** (Suppl 1), S12, 2002.

Potter GA, Patterson LH, Wanogho E et al (2002). The cancer preventative agent resveratrol is converted to the anticancer agent piceatonnal by the cytochrome P450 enzyme CYP 1B1. *British Journal of Cancer,* **86:** 774-778.

Journal of Cancer, **86:** 774-778.

Potter GA, Patterson LH, Burke MD (2001) Aromatic hydroxylation activated (AHA) prodrugs. *US Patent 6,214,886.*

Prud'homme A, (2009) <u>Comparative Analysis of Polyphenolic Residues from Grape Pomace to Contain Wine</u>. *Training report, Département Chimie, Université du Maine.*

<u>Report Of The Independent Vitamin Safety Review Panel</u>. (May 23, 2006). *Orthomolecular Medicine News Service.*

Rochat B, Morsman JM, Murray GI, Figg WD, McLeod HL. (2001) <u>Human CYP1B1 and Anticancer Agent Metabolism: Mechanism for Tumor-Specific Drug Inactivation?</u> *Pharmacology and Experimental Therapeutics* **296,** 537-541.

Rodriguez-Melendez R, Griffin JB & Zempleni J (2004) <u>Biotin Supplementation Increases Expression of the Cytochrome P_{450} 1B1 Gene in Jurkat Cells, Increasing the Occurrence of Single-Stranded DNA Breaks</u>. *The Journal of Nutrition,* **134**:2222-2228.

Schaefer BA, Dooner C, Burke DM, Potter GA, (2010) <u>Nutrition and Cancer: Further Case Studies Involving Salvestrol</u>. *Journal of Orthomolecular Medicine,* **25,** 1: 17-23.

Schaefer, B.A. (April 2010) <u>Early Cancer Detection</u>. Proceedings of the *39th Orthomolecular Medicine Today Conference, Vancouver, B.C.*

Schaefer BA, Hoon LT, Burke DM, Potter GA, (2007) <u>Nutrition and Cancer: Salvestrol Case</u>

Studies. *Journal of Orthomolecular Medicine,* **22,** 4: 1-6.

Shimada T, Hayes CL, Yamazaki H, Amin S, Hecht SS, Guengerich FP, Sutter TR (1996) Activation of chemically diverse procarcinogens by human cytochrome P450 1B1. *Cancer Research* **56:** 2979-2984.

Skov T, Lynge E, Maarup B, Olsen J, Rorth M, Winthereik H [1990]. Risk for physicians handling antineoplastic drugs [letter to the editor]. *The Lancet* **336**:1446.

Skov T, Maarup B, Olsen J, Rorth M, Winthereik H, Lynge E [1992]. Leukaemia and reproductive outcome among nurses handling antineoplastic drugs. *Br J Ind Med* **49**:855-861.

Sorsa M, Hemminki K, et al. (1985). Occupational exposure to anticancer drugs-- potential and real hazards. *Mutation Research* **154**:135-149.

Stellman JM, Zoloth, SR (1986) Cancer chemotherapeutic agents as occupational hazards: A literature review. *Cancer Investigation* **4**:2, 127-135.

Su, J, Lin, P, Wang, C, et al, (2009). Overexpression of cytochrome P450 1B1 in advanced non-small cell lung cancer: a potential therapeutic target. *Anticancer Res.* **29:** 509-515.

Surh YJ, Hurh YJ, Kang JY (1999) <u>Resveratrol, an antioxidant in red wine, induces apoptosis in human promyelocytic leukemia (HL-60) cells</u>. *Cancer Letters,* June 1: **140**(1-2): 1-10.

Tan, H. August/September (2007). <u>Can Food Really be Your Medicine</u>? *Townsend Letter,* 116-119.

Tan HL, K. Beresford K, Butler PC, Potter GA, & Burke MD, (2007). <u>Salvestrols - Natural Anticancer Prodrugs in The Diet</u>. *J. Pharm. Pharmacol.* **59:** *S158*

Tan, HL, Butler PC, Burke MD, & Potter GA, (2007). <u>Salvestrols: A New Perspective in Nutritional Research</u>Journal *of Orthomolecular Medicine,* 2007; **22**(1): 39-47.

Tokizane, T. et al., (2005) <u>Cytochrome P450 CYP1B1 is overexpressed and regulated by hypomethylation in prostate cancer</u>. *Clinical Cancer Research,* **11:** 5793-5801.

Ware WR, (2009) <u>Nutrition and the Prevention and Treatment of Cancer: Association of Cytochrome P450 CYP1B1 With the Role of Fruit and Fruit Extracts</u>. *Integrative Cancer Therapies,* **8,** 1: 22-28.

Ware WR, (2009) <u>P450 CYP1B1 mediated fluorescent tumor markers: A potentially useful approach for photodynamic therapy, diagnosis</u>

and establishing surgical margins. *Medical Hypotheses,* **72:** 67-70.

Zhao Z, Kosinska W, Khmelnitsky M, Cavalieri EL, Rogan EG, Chakravarti D, Sacks PG, Guttenplan JB, (2006). Mutagenic activity of 4-hydroxyestradiol, but not 2-hydroxyestradiol, in BB rat2 embryonic cells, and the mutational spectrum of 4-hydroxyestradiol. *Chemical Research in Toxicology,* **19:** 475-479.

APÉNDICE 1.

EVIDENCIA DE LA PRESENCIA DE LA CYP1B1 EN LAS CÉLULAS CANCEROSAS.

Cáncer:	Referencia:
Leucemia linfoide aguda	Maecker B, et al, 2003
Leucemia mieloide aguda	Maecker B, et al, 2003 Michael M, Doherty MM. 2005
Cáncer de vejiga	Carnell, D, et al, 2004 Murray GI, et al, 1997 Patterson LH, Murray GI, 2002
Cáncer cerebral	Barnett, JA, et al, 2007 Murray GI, et al, 1997
Cáncer de mama	Haas S, et al, 2006 McFadyen MCE, et al, 1999 Murray GI, et al, 1997 Maecker B, et al, 2003 Michael M, Doherty MM. 2005 Oyama T, et al, 2005 Patterson LH, Murray GI, 2002

Cáncer de colon y colorrectal	Chang H, et al, 2005 Kumarakulasingham M, et al, 2005 Murray GI, et al, 1997 Maecker B, et al, 2003 Michael M, Doherty MM. 2005
Tejidos conectivos	Murray GI, et al, 1997
Cabeza y cuello	Greer, ML, et al, 2004
Cáncer de riñón (carcinoma de células renales)	McFadyen MCE, et al, 2004 Michael M, Doherty MM. 2005 Murray GI, et al, 1997
Cáncer de pulmón	Chang, JT, et al 2007 Lin P, et al, 2003 Murray GI, et al, 1997 Maecker B, et al, 2003 Michael M, Doherty MM. 2005 Patterson LH, Murray GI, 2002 Su J, et al, 2009
Cáncer de hígado	Patterson LH, Murray GI, 2002
Ganglio linfático	Murray GI, et al, 1997
Linfoma	Maecker B, et al, 2003
Melanoma	Maecker B, et al, 2003
Mieloma múltiple	Maecker B, et al, 2003
Linfoma no-Hodgkin	Murray GI, et al, 1997 Michael M, Doherty MM. 2005
Cáncer de esófago	Murray GI, et al, 1997 Maecker B, et al, 2003 Michael M, Doherty MM. 2005

Osteosarcoma	Dhaini HR, et al, 2003
Carcinoma de ovario	Downie D, et al, 2005 Murray GI, et al, 1997 Maecker B, et al, 2003 McFadyen MCE, et al, 2001 Michael M, Doherty MM. 2005
Cáncer de próstata	Carnell, D, et al, 2004 Patterson LH, Murray GI, 2002 Michael M, Doherty MM. 2005
Rabdomiosarcoma	Maecker B, et al, 2003
Cáncer de piel	Everett, SVM, et al, 2007 Murray GI, et al, 1997
Sarcomas de tejidos blandos	Michael M, Doherty MM. 2005 Murray GI, et al, 1993
Cáncer de estómago	Murray GI, et al, 1997 Michael M, Doherty MM. 2005
Cáncer testicular	Murray GI, et al, 1997 Michael M, Doherty MM. 2005
Cáncer uterino	Murray GI, et al, 1997 Michael M, Doherty MM. 2005
etc.	

Tenga en cuenta que muchos otros cánceres aparte de los mencionados anteriormente manifiestan CYP1B1. Esta lista solamente resalta los distintos cánceres que manifiestan esta enzima. La lista se deriva de estudios que analizaron específicamente la presencia de la CYP1B1 en diversos cánceres.

APÉNDICE 2.

DIETA Y CÁNCER. LO QUE DICEN LAS ORGANIZACIONES Y LOS DEPARTAMENTOS DE SALUD

"... alrededor del 40% de los hombres y del 35% de las mujeres desarrollarán cáncer durante su vida; sólo el 25% de los hombres y el 20% de las mujeres morirán de cáncer".
Health Canada. *Cancer: What's your risk?* http://www.hcsc.gc.ca/english/feature/ magazine/2001_04/cancer.htm

"Las evidencias actuales parecen indicar que los factores relacionados con la dieta son la causa de alrededor del 30% de todos los cánceres en los países desarrollados".
Public Health Agency of Canada. *Progress Report on Cancer Control in Canada. Cancer Prevention. Diet.* http://www.phac-aspc.gc.ca/ publicat/prccc-relccc/chap_3_e.htm

"El consumo de frutas y verduras ejerce un efecto protector para diferentes cánceres".

Public Health Agency of Canada. Centre

for Chronic Disease Prevention and Control.
http://www.phac-aspc.gc.ca/ccdpc-cpcmc/
cancer/index_e.html

"Existe una evidencia convincente y verosímil
para la prevención del cáncer mediante el
consumo de frutas y verduras en los siguientes
cánceres: boca, garganta, esófago, estómago,
colon, recto, páncreas, laringe, pulmón, vejiga".
Cancer Care Ontario. *Media Release*

"Las evidencias indican que una dieta rica en
frutas y verduras reduce el riesgo de padecer
distintos tipos de cáncer, en particular, cánceres
del aparato gastrointestinal (boca, faringe,
esófago, estómago, colon y recto)".
Public Health Agency of Canada. *Progress
Report on Cancer Control in Canada. Cancer
Prevention: Diet* http://www.phac-aspc.gc.ca/
publicat/prccc-relccc/chap_3_e.html

"¿Por qué enfocar la prevención del cáncer en el
consumo de frutas y de verduras?
Las verduras y las frutas son buenas para nosotros
por muchas razones, pero la mayor evidencia para
fomentar una dieta rica en estos productos está
vinculada al riesgo de padecer cáncer. El Instituto
Americano para la Investigación del Cáncer y el
Fondo Mundial para la Investigación del Cáncer
encargaron en 1997 un estudio de investigación a
nivel mundial. La evaluación de la investigación
determinó que "el consumo de cinco unidades
o más de alguna variedad de frutas y verduras

podría, por si mismo, disminuir la incidencia general del cáncer en al menos un 20%".

Alberta Cancer Board. *Cancer Prevention. Simply Healthy Campaign: Campaign Rationale.* http://www.cancerboard.ab.ca/ cancer/simplyhealthy/campaign.html

HECHOS:

"2,7 millones de vidas se podrían salvar anualmente con un consumo suficiente de frutas y de verduras.
El bajo consumo de frutas y de verduras está entre los 10 primeros factores de riesgo de mortalidad mundial. A nivel mundial, el bajo consumo de frutas y de verduras se estima sea la causa de alrededor del 19% de los cánceres gastrointestinales, de cerca del 31% de las cardiopatías isquémicas y del 11% de los accidentes cerebro-vasculares".

World Health Organization. *Global Strategy on Diet, Physical Activity and Health. Fruit, vegetables and NCD prevention.* http://www.who.int/dietphysicalactivity/ publications/facts/fruit/en/

"Una revisión internacional de alto nivel sobre el consumo de frutas y de verduras y el riesgo de padecer cáncer, coordinada por la Agencia Internacional para la Investigación del Cáncer (IARC), concluyó que comer frutas y verduras

puede reducir el riesgo de padecer cáncer,
en particular de padecer cánceres del tracto
gastrointestinal. La IARC estima que, a nivel
mundial, la fracción prevenible del cáncer debido
al bajo consumo de frutas y verduras está en
un rango del 5-12% y hasta el 20-30% en los
cánceres del tracto gastrointestinal superior".

> **World Health Organization**. *Global*
> *Strategy on Diet, Physical Activity and Health.*
> *Fruit, vegetables and NCD prevention.*
> http://www.who.int/dietphysicalactivity/
> publications/facts/fruit/en/

"El cáncer induce 7,1 millones de muertes al año
(12,5% del total global).
Los factores de la dieta representan cerca
del 30% de todos los cánceres en los países
occidentales y aproximadamente el 20% en
los países en desarrollo; la dieta constituye
el segundo factor tras el tabaco como causa
prevenible. Aproximadamente 20 millones de
personas sufren de cáncer; número que se espera
aumente a 30 millones en 20 años.
El número de nuevos casos anuales se estima que
aumente de 10 millones a 15 millones en el año
2020.
Más de la mitad de todos los casos de cáncer
surgen en los países desarrollados".

> **World Health Organization**. *Global*
> *Strategy on Diet, Physical Activity and Health.*
> *Cancer: diet and physical activity's impact.*
> http://www.who.int/dietphysicalactivity/
> publications/facts/cancer/en/

APÉNDICE 3.

LA DIETA VERDE Y ROJA

Mientras que esta investigación se abría camino hacia la prensa popular, el Grupo de Descubrimiento de Medicamentos contra el Cáncer del profesor Potter comenzó a recibir peticiones de ayuda de gente que padecía esta enfermedad. La primera respuesta fue la de plasmar en una serie de recomendaciones dietéticas el conocimiento que se había obtenido. Esto se llegó a conocer como "la dieta verde y roja".

Las recomendaciones dietéticas del profesor Potter continúan:

"Ante todo, lleve una dieta vegetariana que incluya frutas, verduras y hortalizas. Siguiendo este consejo, ser selectivo con el tipo de producto que consuma y con la calidad del mismo, le ayudará a maximizar la ingesta dietética de los salvestroles importantes. Cuando sea posible, coma productos ecológicos.

Esta es la dieta "verde y roja" fácil de recordar, donde el plato salado incluye las verduras y hortalizas verdes y el postre incluye las frutas rojas. No es por casualidad que prefiramos comer alimentos salados primero y dulces después. Esta preferencia se ha desarrollado, creemos, para maximizar la absorción y la activación de nutrientes vitales, tales como los salvestroles.

En los platos salados las verduras se deben cocinar lo menos posible para conservar la substancia de la comida. Por ejemplo, si se hierven las verduras, usar esa agua para hacer salsas.

Las verduras al horno son también una buena manera de conservar las substancias de las plantas.

Las frutas y las verduras que se citan a continuación presentan el máximo contenido de salvestroles:

Frutas: Todas rojas		Otras
zarzamoras	frambuesas norte-	manzanas
grosellas negras	americanas	dátiles
arándanos	moras	higos
arándanos rojos	ciruelas	mangos
ciruelas damascenas	frambuesas	peras
uvas	grosellas rojas	piña
	fresas	mandarinas

Verduras: Todas verdes		
espárragos	lechugas	pepinos
habas	berza de Saboya	pepinillos
brécol	espinacas	calabaza
coles de Bruselas	berros	calabacín
repollo	Otras	melones
acelga	alcachofas (centro)	pimientos (todos los
repollo de Pekín	aguacate	colores)
guisantes	brotes de soja	rúcula
judías verdes	brécol italiano	zanahorias
berza	coliflor	
colinabo	apio	

Hierbas aromáticas: variedades comunes	Hierbas medicinales	
albahaca	bardana	banana
hierbabuena	manzanilla	rooibos
perejil	diente de león	rosa mosqueta
romero	espino blanco	escutelaria
salvia	hierba luisa	
tomillo	raíz de cardo mariano	

PRINCIPALES FAMILIAS DE PLANTAS RICAS EN SALVESTROLES:

La familia de las asteráceas incluye:	
Alcachofa	diente de león
cardo	bardana
cardo mariano	manzanilla

La familia de las rosáceas incluye:	
rosa mosqueta	espino blanco

La familia de las brassicas incluye:	
repollo	
brécol	berza
coliflor	berza de Saboya

Hemos reproducido la dieta verde y roja con el permiso del profesor Gerry Potter.

APÉNDICE 4.

Alcachofas en salsa

INGREDIENTES:

4 alcachofas tamaño medio;

2 dientes de ajo (picado)

½ cucharada pequeña
de romero desmenuzado;

2 cucharadas de zumo de limón;

½ taza de agua;

1 cebolla picada;

2 cucharadas de hierbabuena
desmenuzada;

¼ taza de aceite de oliva extra virgen;

½ taza de vinagre de sidra;

½ cucharada pequeña de sal marina;

Aclarar las alcachofas y cortar un centímetro y medio de la parte superior. Cortar con unas tijeras las puntas espinosas de las hojas restantes. En una cazuela grande, pochar la cebolla, el ajo, la hierbabuena y el romero con el aceite. Añadir el zumo del limón, cubrir y dejar cocer unos 40 minutos hasta que estén blandas. Dejar enfriar en el caldo. Para servir, poner cada alcachofa en un bol con un poco del caldo para usarlo como salsa para mojar.

5 PUNTOS DE SALVESTROL POR PORCIÓN (20 PUNTOS SI LOS PRODUCTOS SON ECOLÓGICOS)

Aguacate Ahdi

INGREDIENTES:

2 aguacates pequeños;

½ taza de pimientos rojos troceados;

¼ taza de pimientos verdes troceados;

¼ taza con zanahoria troceada;

¼ taza de pepino troceado;

¼ taza de tomate picado;

¼ cebolla roja picada;

10 aceitunas picadas;

zumo de 1 lima;

sal marina; pimienta al gusto;

tabasco al gusto;

cilantro fresco picado;

Cortar los aguacates longitudinalmente por la mitad con mucho cuidado, tirar las pepitas y sacarlos con cuidado de la cáscara. Reservar la cáscara; cortarlos en trozos finos y dejarlos a un lado. Juntar las verduras picadas y troceadas con las aceitunas. Aliñar con el zumo de lima, la sal marina, la pimienta y el tabasco. Añadir el aguacate y mover ligeramente. Tener cuidado de no romper mucho los aguacates. Poner cuidadosamente la ensalada en la cáscara del aguacate o sobre una base de hojas de espinacas. Adornar ligeramente con el cilantro.

6 PUNTOS DE SALVESTROL POR PORCIÓN (24 PUNTOS SI SON PRODUCTOS ECOLÓGICOS)

Espárragos frescos
en salsa de mantequilla

INGREDIENTES (4 PERSONAS):

2 docenas frescas de espárragos finos;

1 taza de mantequilla;

2 dientes de ajo fresco;

2 cucharaditas de zumo de limón;

1 cucharadita de hojas de perejil;

½ cucharadita de cáscara de limón rallada;

ramas del perejil.

Lavar los tallos y separar las puntas blancas, cortar los tallos al bies en trozos de unos 2 cm y medio de largo. En un wok o sartén derretir la mantequilla. Machacar el ajo y añadirlo con el zumo del limón y las hojas del perejil a la mantequilla. Calentar todo a fuego medio. Añadir los espárragos y remover constantemente hasta que las verduras estén blandas y crujientes. Sacar los espárragos para calentar la fuente de servir. Añadir la cáscara del limón a la sartén con la mantequilla. Calentarlo hasta que hierva y echar los espárragos. Adornar con las ramas del perejil y servir inmediatamente.

5 PUNTOS DE SALVESTROL POR RACIÓN (20 PUNTOS SI LOS PRODUCTOS SON ECOLÓGICOS)

Pollo con alcachofas y tomate

INGREDIENTES (6 PERSONAS):

800 g de tomates enteros;

255 g de alcachofas (corazones);

½ taza de vino blanco seco;

½ taza de zumo de tomate reservado;

1 cucharadita de estragón seco;

½ cucharaditas de sal marina;

¼ cucharaditas de pimienta molida;

6 muslos de pollo;

2 cucharaditas de ralladura de limón;

2 cucharadas de perejil picado.

Vaciar los tomates y guardar ½ taza de su jugo. Cortar a lo largo los tomates y quitar las semillas, escurrir el jugo y cortar la piel. Juntar los tomates con los corazones de las alcachofas en una sartén y ponerlo a fuego medio. Añadir el vino y el jugo que se había reservado de los tomates y llevarlo a ebullición. Añadir el estragón, la sal y la pimienta. Poner los muslos de pollo formando una sola capa encima de los tomates y de las alcachofas. Cubrir y cocer durante unos 25 minutos o hasta que el pollo esté bien cocinado. Añadir el zumo del limón. Colocar el pollo en una bandeja, echar la salsa por encima y espolvorear el perejil.

6 PUNTOS DE SALVESTROL POR RACIÓN (24 PUNTOS SI LOS PRODUCTOS SON ECOLÓGICOS)

ÍNDICE

Benigno, 19, 20, 25, 38, 83, 110

Benzopireno, 17, 123

Berros, 63, 140

Berza de Saboya, 61, 140, 141

Berza, 61, 62, 140

Biopsia, 14, 38

Biotina, 51, 59, 60, 61, 63, 64, 65, 66

Boca, 135

Bodega Pyramid Summerhill, 47, 48

Brassica, 141

Brécol, 61, 62, 64, 140, 141

Brian Schaefer, I, 7, 82, 92, 113, 114, 115, 116, 117, 127

Brotes de soja, 140

C

Calabacera, 61, 63, 140

Calabacín, 140

Calabaza, 61, 63, 140

Camarones, 63, 122

Cambridge, 7

Camomila, 141

Cáncer, I, II, IV, V, VI, 1, 2, 3, 4, 5, 6, 7, 9, 11, 12, 13, 14, 15, 16, 17, 19, 20, 23, 24, 25, 26, 27, 28, 30, 33, 34, 35, 36, 37, 38, 41, 42, 48, 49, 50, 51, 53, 54, 56, 64, 68, 70, 73, 74, 75, 76, 79, 80, 81, 83, 85, 87, 88, 89, 91, 92, 93, 94, 95, 96, 97, 99, 101, 102, 103, 104, 106, 107, 111, 112, 113, 114, 120, 121, 123, 124, 125, 126, 128, 129, 131, 132, 133, 134, 135, 136, 137, 139, 158

Cancerígeno, 8, 16, 106, 124

Cándida, 76

Canela, 63

Cangrejo, 63

Cantidad Dietética Recomendada, 51, 61, 62, 64

Cardiopatía isquémica, 136

Cardiovascular, 76

Cardo mariano, 141

Cardo, 141

Carne, 62

Cassandra Miller, VI

Cerdo, 63

Cerebro, 3, 13, 20, 32, 131

Champiñón, 61, 62

Ciruela, 63, 64, 140

Ciruelas damascenas, 140

Citocromo P450, 6, 9, 10, 12, 19, 35, 106, 107, 121, 122, 123, 124, 125, 126, 128

Citotóxico, 16, 107, 124

Clorambucil, 8

Col china, 140

Coles de Bruselas, 64, 140

Colesterol, 24

Coliflor, 60, 140, 141

Colinabo, 140

Colitis ulcerosa, 75

D

E

EL AUTOR

El autor estudió en Victoria, en la región de British Columbia, en Canadá, así como en Oxford, Inglaterra, obtuvo una licenciatura en ciencias y un máster por la universidad de Victoria y es doctor en filosofía por la universidad de Oxford en Inglaterra (Wolfson College). Después de completar estos estudios volvió a Canadá. Tras dos años como becario de investigación en Ottawa, volvió a Victoria, donde vive actualmente con su mujer y sus dos hijos. Sigue teniendo mucho cariño a Inglaterra por lo que la visita con frecuencia. Ha enseñado y publicado sobre muchos temas, incluyendo la psicometría, el reconocimiento de patrones, la percepción visual, la adquisición de conocimientos, la inteligencia artificial, la medicina de laboratorio y la investigación contra el cáncer. El autor es miembro de juntas directivas en compañías de Canadá e Inglaterra.